食疗养颜

杨烁——主编

中原农民出版社
·郑州·

图书在版编目（CIP）数据

食疗养颜 / 杨烁主编. -- 郑州：中原农民出版社, 2025. 3. -- ISBN 978-7-5542-3204-0

Ⅰ．R247.1

中国国家版本馆CIP数据核字第2025CF9631号

食疗养颜
SHILIAO YANGYAN

出 版 人：刘宏伟	责任印制：孙　瑞
选题策划：柴延红	美术编辑：杨　柳
责任编辑：张茹冰	特约设计：东合社
责任校对：尹春霞	

出版发行：	中原农民出版社
	地址：河南自贸试验区郑州片区（郑东）祥盛街27号7层
	电话：0371-65788879
经　　销：	全国新华书店
印　　刷：	河南承创印务有限公司
开　　本：	160 mm×230 mm　1/16
印　　张：	12
字　　数：	200千字
版　　次：	2025年3月第1版
印　　次：	2025年3月第1次印刷
定　　价：	58.00元

如发现印装质量问题，影响阅读，请与出版社联系调换。

科学饮食新方式
轻松开启变美生活

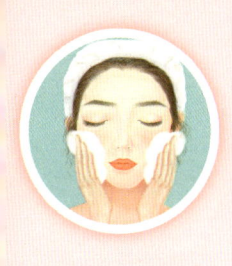

俗话说:"爱美之心,人皆有之。"自古至今,如何让自己变得青春靓丽是女人永恒的话题。为了追求年轻和美丽,我们不断探索着各种方法,一些人可谓不计成本、不惜代价,如购买昂贵的化妆品,用极端的方法来保持肌肤的年轻,用各种手段瘦身减肥……

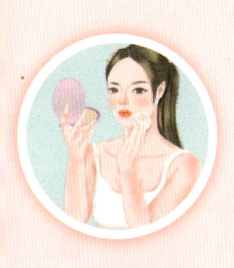

虽然化妆品确实可以打造暂时的美,但过于麻烦,且卸妆后的本色让人郁闷;减肥后的面容可能暗淡无光,甚至开始严重脱发……虽说爱美无罪,但我们不能为了美而使身体受罪。爱美的我们,既要瘦、要美,也要健康!

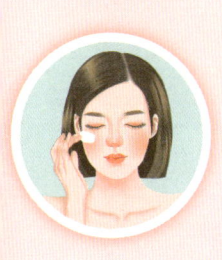

其实,外表的美与身体内部的健康是密不可分的。想要美,离不开内调,内调外养才是打造美丽容颜的不二法宝。食疗便是这样一个贴近生活且天然有效的途径。

中医认为,"药食同源",许多食材既是食物也是药物,蕴含着独特的营养成分,它们相互协同,在补充营养的同时,为我们的头发、肌肤注入生机与活力,帮助我们保健养生、美容养颜。比如,富含维生素 C 的食物可帮助我们美白;食用红枣可以补中益气、养血安神,肤色暗沉的女性可以多吃,让气色亮起来;木耳可以润肠通便,防止便秘……

通过食疗，我们可以以一种温和而持久的方式，从内部滋养身体，让美丽从内到外自然而然地焕发出来。当然，这是一个循序渐进、润物无声的过程，不可能一蹴而就。想象一下，清早起床，喝一杯蜂蜜柠檬水，给机体既补充了水分，又补充了维生素 C，唤醒一天的活力；中午一份荤素搭配的饭食，富含蛋白质、抗氧化剂，让肌肤弹力十足，又可抵御自由基的侵害；晚上喝一碗滋补汤羹，可滋养气血，让我们的肌肤告别暗淡无光，变得红润有光泽。

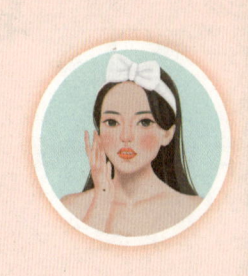

本书图文并茂地探究了各种食材的养颜奥秘，讲解它们如何在身体内发挥作用，并详细介绍由它们组合而成的各种美味又有效的食谱，包括美白亮肤、保湿润肤、祛斑、抗痘净肤、防老抗衰等多方面，内容丰富，通俗易懂，更兼顾了美味、易烹调，"厨房小白"也容易上手。书中的食材都是常见的五谷、蔬菜、鱼肉、蛋奶、水果和中药材，在菜市场和药店就可以买得到，简单明了，让你轻轻松松吃出美丽。

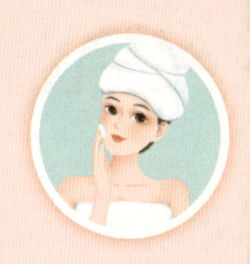

让我们开启食疗养颜的奇妙之旅，用健康点亮生活，用美食塑造美丽，迎接一个健康靓丽、光彩照人的自己！

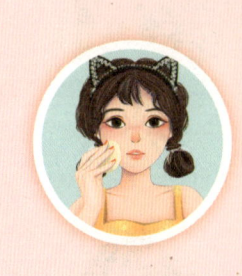

目录 CONTENTS

第1章 美白亮肤：吃出雪白肌肤

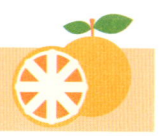

修复脸色，挖掘变白之道

002 皮肤变黑的原因
002 日常防晒很重要
003 多吃富含维生素C的食物
004 多吃富含维生素E的食物
005 吃这些食物时要注意时机和摄入量
006 养成良好的生活习惯

吃对了，轻松拥有白皙美肌

007 芥末扇贝
008 黄豆焖猪尾
009 爽胃嫩豆腐
010 养生羊排煲
011 海参南瓜小米粥
012 香菇鸡肉包菜粥
013 草菇丝瓜汤
014 甘蓝灵芝枣蜜汁
015 青苹炖芦荟
016 樱桃羹
017 雪梨猕猴桃豆浆
018 榛子杏仁豆浆
019 番茄小黄瓜汁
020 西瓜菠萝牛奶汁
021 美肌润肤茶
022 芦荟红茶

第2章 保湿润肤：肌肤吹弹可破

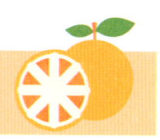

让皮肤充满水分，水润光泽

024 皮肤干燥的原因
025 少喝饮料，多喝汤水
026 多吃富含维生素A的食物
027 适量增加脂肪的摄入
027 多吃润肤补水食物
029 补水面膜，让肌肤喝饱水

1

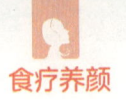

吃润肤食物，做水润女人

030 芸豆西蓝花
031 白切猪肚
032 酱猪尾
033 鸡爪炒猪耳条
034 清蒸狮子头
035 清蒸肘子
036 怪味腰果

037 薏米百合瘦肉汤
038 花生蹄花汤
039 墨鱼蛤蜊鲜虾汤
040 猕猴桃雪梨汁
041 清甜玉米银耳豆浆
042 西瓜菠萝柠檬汁
043 桂圆糯米粥
044 冰糖桂圆银耳羹

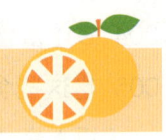

第3章 祛斑无瑕：皮肤宛若新生

祛除斑点，让面部光洁无瑕

046 皮肤长斑的原因
046 好的生活习惯让斑点无踪影
047 祛斑食物助你远离斑点
050 中药祛斑，从根本上改善肤质
051 祛斑面膜，贴出你的美丽
051 按摩，给面部活血祛斑

祛斑食谱，助你做无瑕美人

053 锅塌番茄
054 凉拌金橘豆腐

055 凉拌海藻
056 南瓜粉蒸肉
057 白菊肉片
058 红枣羊肉糯米粥
059 豆腐骨汤
060 素罗宋汤
061 滋颜祛斑汤
062 蜂蜜柠檬汁
063 圣女果白菜苹果汁
064 薏米红绿豆豆浆
065 燕麦核桃仁粥
066 核桃花生豆浆

第4章 抗痘净肤：告别痘肌烦恼

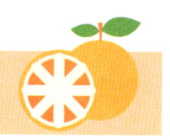

◉ "战痘"净肤，远离痘痘

068 皮肤长痘的原因
068 这些食物要多吃
069 多吃含锌丰富的食物
070 多吃富含维生素B_2的食物
070 少吃或不吃这些食物
071 日常维护很重要

◉ 食疗祛痘，皮肤光滑靓丽

073 芹菜心拌海肠
074 冬笋拌荷兰豆
075 蒜籽烧裙边
076 鱼香青豆
077 炒南瓜
078 炒鸡肝
079 酱猪手
080 牛骨汤
081 豆芽肉饼汤
082 肉丸粥
083 枸杞小米糊
084 百合薏米糊
085 玉米百合豆浆
086 蒲公英小米绿豆豆浆

第5章 防老抗衰：抚平岁月痕迹

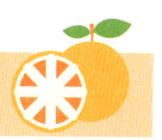

◉ 抗衰除皱，让青春美丽久远

088 皮肤老化、长皱纹的原因
088 会吃，让你少长皱纹
090 多吃这些，减少小细纹
092 花草护肤，让你如鲜花一样美丽
093 正确按摩，改善皱纹、肌肤松弛等情况

◉ 吃出紧致皮肤，颜韵长存

094 凉粉三黄鸡
095 辣味丝瓜

096 咸蛋黄脆玉米
097 锅仔山珍猪皮
098 玫瑰汤圆
099 花胶乌鸡汤
100 山楂红枣煲牛肉
101 牛尾汤
102 丸子黄瓜汤

103 枸杞海参汤
104 海参当归汤
105 北芪党参炖老鸽
106 枸杞豆浆
107 番茄胡萝卜苹果汁
108 番茄圆白菜汁

第6章 瘦身塑形：打造窈窕身材

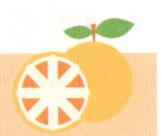

做健康有活力的窈窕淑女

110 引起肥胖的原因
110 如何通过饮食快速瘦身减肥
113 轻松瘦身的燃脂果蔬
115 身材想苗条，饮食习惯要好
117 减掉小肚腩，吃出迷人小蛮腰
119 瘦腿食材，有效对抗"大象腿"

好身材，吃出来

121 麻辣南瓜
122 干贝西蓝花
123 美味竹笋尖
124 老干妈炒苦瓜

125 黄瓜炒鸡蛋
126 椒丝炒鸭肠
127 枸杞烧冬笋
128 地瓜面蒸饺
129 兔肉薏米粥
130 小鸡蛤蜊汤
131 奶汤浸煮冬瓜粒
132 菠萝柠檬茶
133 荷叶红果米糊
134 百合绿茶绿豆豆浆
135 山楂减肥茶
136 柳橙牛乳汁

第7章 清体排毒：让身体一身轻

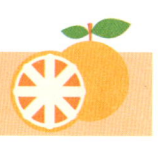

健康排毒，消除毒素变轻松

138 你的身体"中毒"了吗？
139 排毒食物，把毒素吃出去
140 用花草排毒，简单便捷
141 赶走宿便，一身轻松
143 部分清除宿便效果好的食物
144 生活中的排毒方法

饮食清体排毒，有效又健康

145 芹菜拌海蜇皮
146 杏仁拌苦菊
147 核桃仁拌豌豆苗
148 韭菜炒鸭肠
149 木耳炒黄瓜
150 鲜蘑蒸鸡
151 三鲜烧卖
152 豆沙甘薯饼
153 糙米南瓜拌饭
154 美味蟹肉粥
155 香蕉玉米粥
156 冰汁杏淖
157 海带炖冻豆腐汤
158 海参牛肝菌汤
159 杏仁橘红米糊
160 茉莉绿茶豆浆

第8章 补体强身：健康与美丽同在

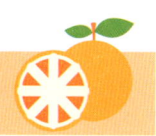

调和腑脏，健康又美丽

162 补气养血，光彩照人
165 美丽女人，先养心护心
166 善待肝，才会面若桃花
167 "肾"气凌人，让你容颜不老、魅力永存
167 滋阴润肺，拥有水润肌肤
169 健脾舒胃，营养健康，容光焕发

食疗养颜

☯ 身体调养好，气色更出众

170 夫妻肺片

171 板栗炒鸡块

172 核桃枣泥蛋糕

173 山药糕

174 玉米火腿粥

175 冬虫夏草养生粥

176 红枣枸杞牛蛙汤

177 黄瓜鳝丝汤

178 参归羊排芸豆汤

179 陈皮萝卜煮肉圆

180 黄豆南瓜大米米糊

181 黑豆营养豆浆

182 桂花蜜茶

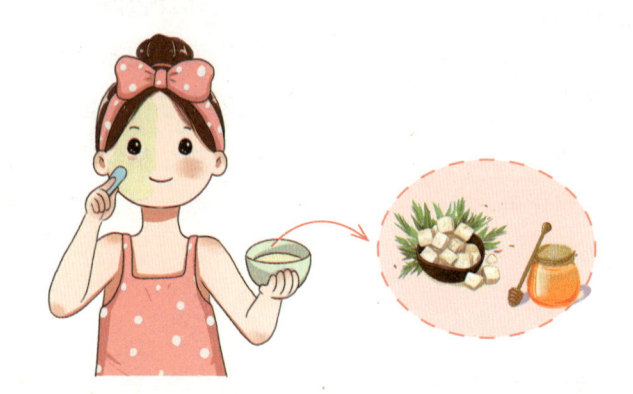

第1章

美白亮肤：
吃出雪白肌肤

你是否觉得自己不够白净，尤其在夏天很容易晒黑？追求美白的人士，试试内外调理吧。许多食物本身就具有美白功效，吃对了可以让你轻轻松松就肤如凝脂、吹弹可破。

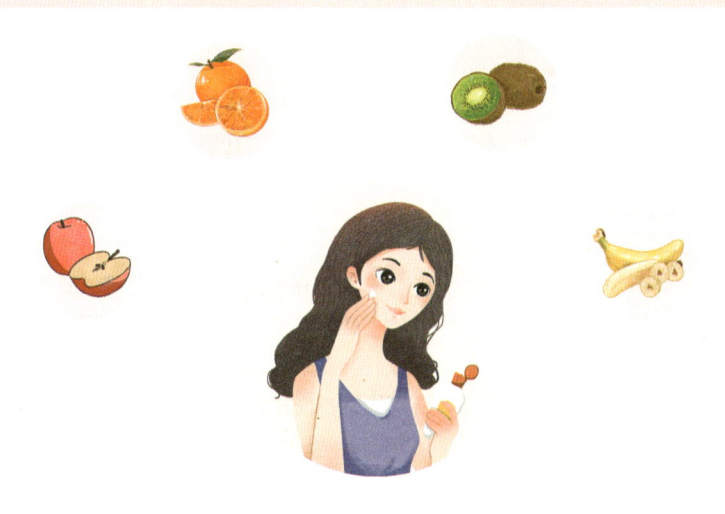

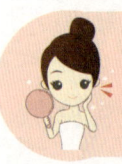

修复脸色，挖掘变白之道

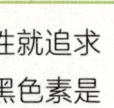

俗话说："一白遮百丑。"自古以来，东方女性就追求皮肤白皙，市面上也充斥着各种美白产品。然而，黑色素是美白的最大天敌，不经意间就会慢慢沉淀下来，使皮肤变黑，让人苦恼不已。

皮肤变黑的原因

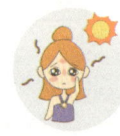

1 暴晒
强烈的紫外线会对皮肤造成刺激，黑色素无法代谢，沉着于皮肤表层。

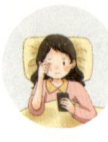

2 不良生活习惯
饮酒、抽烟、缺乏运动、经常晚睡或者晚起。

3 饮食不当
爱吃感光食物，比如香菜、芹菜等。

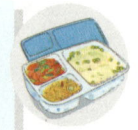

4 长期使用某些药物
长期使用激素软膏、痤疮药、避孕药、抗结核药等。

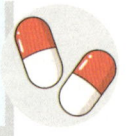

日常防晒很重要

从中医的角度来说，想要皮肤白皙，需要内调外养。可以从以下几个方面入手：

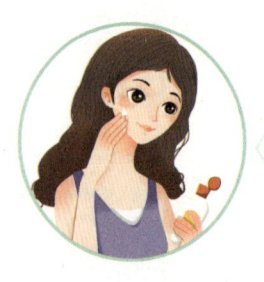

1 涂防晒霜
太阳光照射会使皮肤变黑。即使偶尔的日晒也会使黑色素沉着，时间一长，皮肤就会变黑。所以，每次出门前 30 分钟，可以涂抹防晒霜，这样可以起到防晒的作用。打遮阳伞、戴帽子也是不错的选择。

美白亮肤：吃出雪白肌肤 第1章

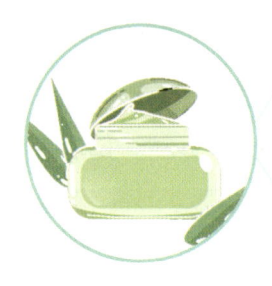

② 涂芦荟胶

如果皮肤已经晒黑，可以适当涂一些芦荟胶，这样可让皮肤慢慢变白。因为芦荟胶中的芦荟苷类成分能有效抑制酪氨酸酶的活性，从而减少黑色素的生成。

多吃富含维生素C的食物

维生素C能够减少黑色素形成，分解已经形成的黑色素，美白皮肤，淡化色斑。因此，可以多吃富含维生素C的食物，比如番茄、橙子、猕猴桃、苹果、菠菜、甘薯、橘子、柚子、苦瓜等。

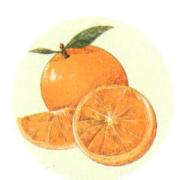

橙子
橙子中富含维生素C，有抗氧化的作用，既可以减少色素沉着，又可以抵抗紫外线对皮肤的伤害，美白皮肤。

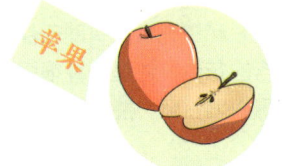

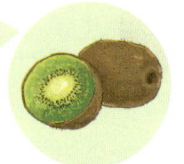

猕猴桃
猕猴桃中富含维生素C，可以干扰黑色素的生成，预防色素沉着，保持皮肤白皙。

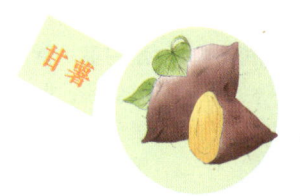

苹果
苹果中的维生素C可以减少黑色素的形成，苹果中的营养物质还可以减少黑色素的沉着，进一步美白肌肤。

甘薯
甘薯中富含黏蛋白和维生素C，维生素A含量与胡萝卜中维生素A的含量接近。食用甘薯还可以有效减少皮下脂肪。

多吃富含维生素 E 的食物

多吃富含维生素 E 的食物，不但能抑制黑色素的形成，还能加速黑色素从表皮经血液循环排出体外。富含维生素 E 的食物有香蕉、包菜、紫甘蓝、番茄、花椰菜、瘦肉、乳类、麦芽油、坚果、小麦、南瓜、毛豆、蚕豆、芝麻油、蛋黄等。

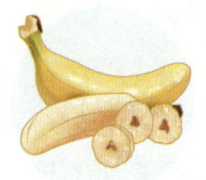

香蕉：香蕉中含有维生素 E，能够加快皮肤的新陈代谢，抑制局部色素沉着，提升美白程度。香蕉中还富含纤维素，可促进肠道蠕动，消除堆积在体内的毒素，辅助美白。

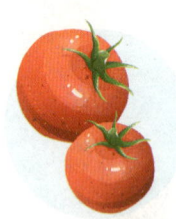

番茄：番茄皮上含有番茄红素，能够抑制体内黑色素的形成。番茄肉中含有多种维生素，可以促进黑色素的排出，使皮肤白皙而富有光泽。

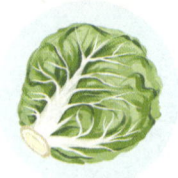

包菜：包菜中富含维生素 C、维生素 E、β－胡萝卜素，可抗氧化，常吃包菜可以美容养颜，还可以使皮肤嫩白、透亮。

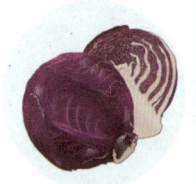

紫甘蓝：紫甘蓝中富含维生素 E 和硫元素，有助于保护皮肤健康。此外，紫甘蓝中富含的花青素还是一种很强的抗氧化剂，能抗衰老和美白。摄入紫甘蓝，能有效减少皮肤黑色素的沉着，提亮肤色。

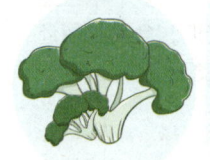

花椰菜：青花椰菜和白花椰菜中都含有丰富的维生素 A、维生素 C 和维生素 E，对美白皮肤有显著的功效，想要美白的女性可以经常食用。

吃这些食物时要注意时机和摄入量

★ 动物肝脏

牛、羊、猪的肝脏都富含氨基酸，它们是形成黑色素的元凶，一旦摄取过量，就容易累积下来，形成黑色素，使皮肤变黑。

★ 感光食物

香菜、白萝卜、韭菜、芹菜等属于感光食物，它们富含的铁、锌、铜等金属元素，能直接或间接地增加与黑色素生成有关的酪氨酸酶、酪氨酸以及多巴醌等物质的数目与活性。这类食物摄入过多，会使皮肤更容易受到紫外线侵害，从而变黑。

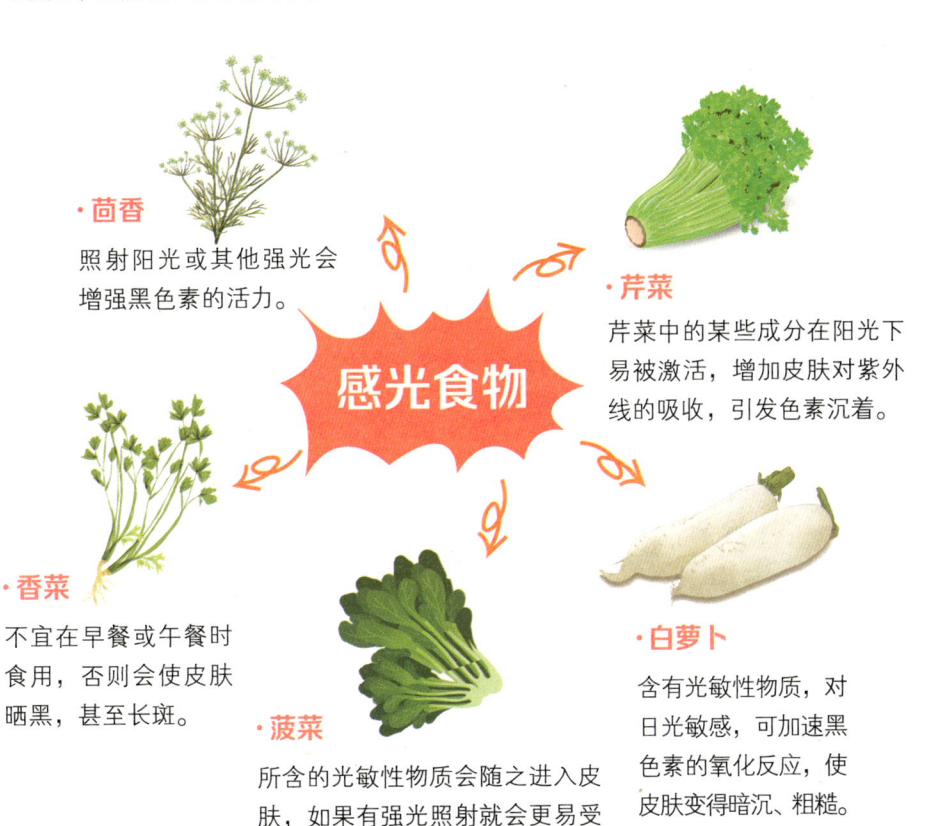

感光食物

· 茴香
照射阳光或其他强光会增强黑色素的活力。

· 芹菜
芹菜中的某些成分在阳光下易被激活，增加皮肤对紫外线的吸收，引发色素沉着。

· 香菜
不宜在早餐或午餐时食用，否则会使皮肤晒黑，甚至长斑。

· 菠菜
所含的光敏性物质会随之进入皮肤，如果有强光照射就会更易受紫外线伤害，导致变黑或长斑。

· 白萝卜
含有光敏性物质，对日光敏感，可加速黑色素的氧化反应，使皮肤变得暗沉、粗糙。

食疗养颜

养成良好的生活习惯

除了注意饮食，要想皮肤白皙靓丽，还需要养成良好的生活习惯。比如，保持皮肤清洁，少抽烟或不抽烟，保持充足的睡眠，调适身心，保持愉悦的心情，慎喝刺激性饮料等。做到这些，你也会拥有柔嫩光润的肌肤！

有哪些好的生活习惯呢？

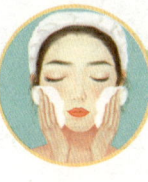

1 及时清洁 >>

外出回家后要及时清洁皮肤，有必要的话可以用冷毛巾敷脸来稳定皮肤。

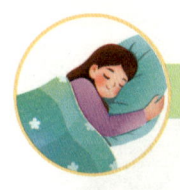

2 早睡早起 >>

长期熬夜会导致内源性氧气不足，免疫力下降，皮肤粗糙，肤色暗沉。因此早睡早起才是美白要点。

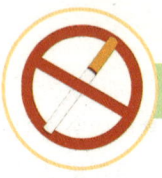

3 不要抽烟 >>

吸烟会导致皮肤暗沉油腻，还会对皮肤的角质层造成损害，减少皮肤的储水量，破坏皮肤的酸碱平衡。

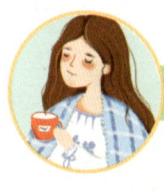

4 水分摄入 >>

水是最好的护肤品，想美白就得多喝水。

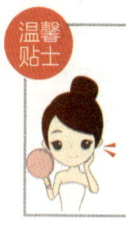

温馨贴士

白天紫外线照射较强，因此白天吃感光食物会吸收大量紫外线，使皮肤变黑。所以，若喜欢吃感光食物，最好选择在晚上，这时不容易造成色素沉着。

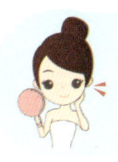

吃对了，轻松拥有白皙美肌

除了物理防晒以抵抗顽固紫外线、扫除黑色素，许多食材也有美白的功效。把它们做成美食来进行美白也是一个很不错的方法，这样既可以享受美味，又能轻松美白。看看下面推荐的菜谱吧！

芥末扇贝

主料 扇贝 500 克

配料 酱油 15 克，芥末膏 10 克，豆蔻粉 5 克，葱花少许

抑制皮肤衰老 防色素沉着

操作步骤

1. 扇贝撬开，去除黑色的内脏和黄色的睫毛状鳃，取出贝肉放入清水中洗净；取适量贝壳用刷子刷干净。
2. 锅中烧开水，放入贝肉快速焯水，捞出过凉水，沥干水分；贝壳放入水中焯一下，捞出过凉水，沥干水分，摆在盘边做装饰。
3. 将芥末膏、豆蔻粉拌匀后，与酱油分别淋在贝肉上，撒上葱花即可。

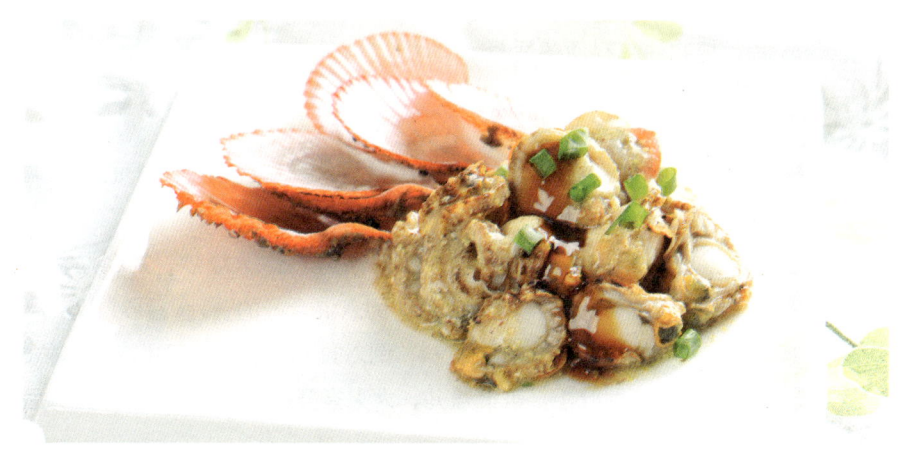

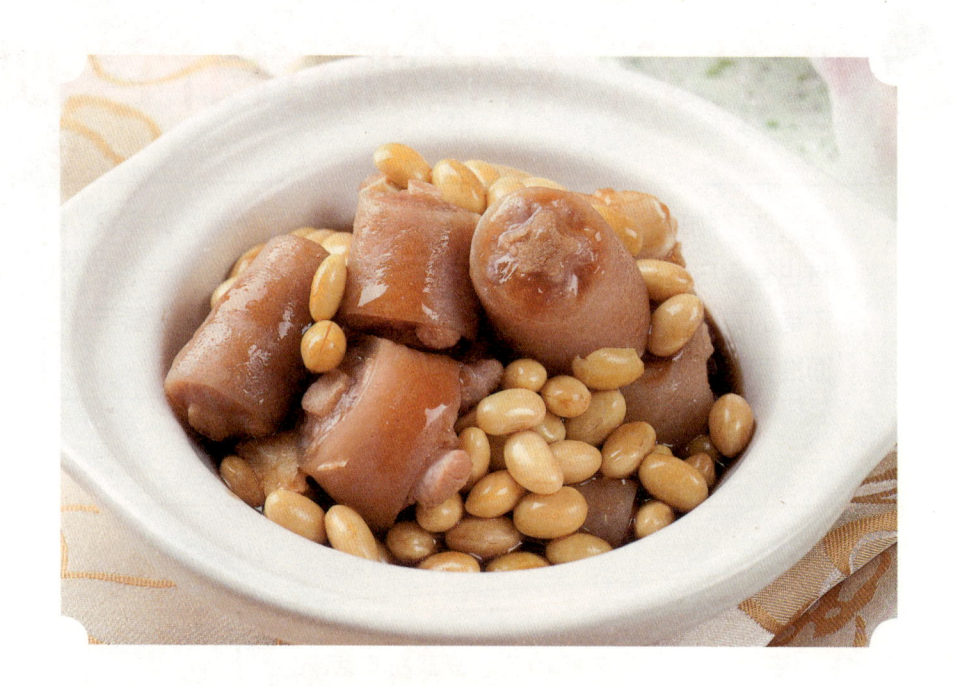

黄豆焖猪尾

主料 猪尾1根，黄豆100克

配料 食盐15克，葱、姜、蒜各10克，生抽、老抽、南乳各10克，八角2粒，花椒20粒，桂皮5克，黄豆酱20克，草果1个，香叶4片，植物油、料酒各适量

美白
抗衰老

操作步骤

1. 黄豆提前泡发；准备猪尾、葱、姜、蒜；黄豆酱和南乳以2∶1的比例调和均匀，制成酱汁。
2. 锅中放油烧热，加入蒜、葱、姜爆香，放入猪尾，大火爆炒，加料酒，加少许老抽、适量生抽，翻炒至均匀上色，倒入混合好的酱汁，翻炒均匀。
3. 将全部材料转入砂锅中，加水没过材料，倒入黄豆，投入料包（内装八角、花椒、桂皮、草果、香叶），盖上盖儿，大火煮开后，转小火焖40分钟后加食盐调味即可。

美白亮肤：吃出雪白肌肤 第 1 章

爽胃嫩豆腐

主 料 圆白菜100克，豆腐350克

配 料 胡萝卜、木耳、西芹、白萝卜各少许，植物油40克，芝麻油、姜片、葱花各少许，食盐、鸡精各适量

润肤美白
活血通络

操作步骤

1. 圆白菜洗净，切块；豆腐切成正方块；胡萝卜、白萝卜洗净，切片；木耳泡发洗净，撕成小块；西芹洗净切段。
2. 锅中放入植物油，待油热放入姜片、葱花翻炒爆香，倒入适量开水，放入豆腐，加少许食盐。
3. 汤用大火烧沸后，再倒入圆白菜、胡萝卜、木耳、西芹、白萝卜，继续烧开5分钟，加入鸡精，淋上芝麻油，装碗即可。

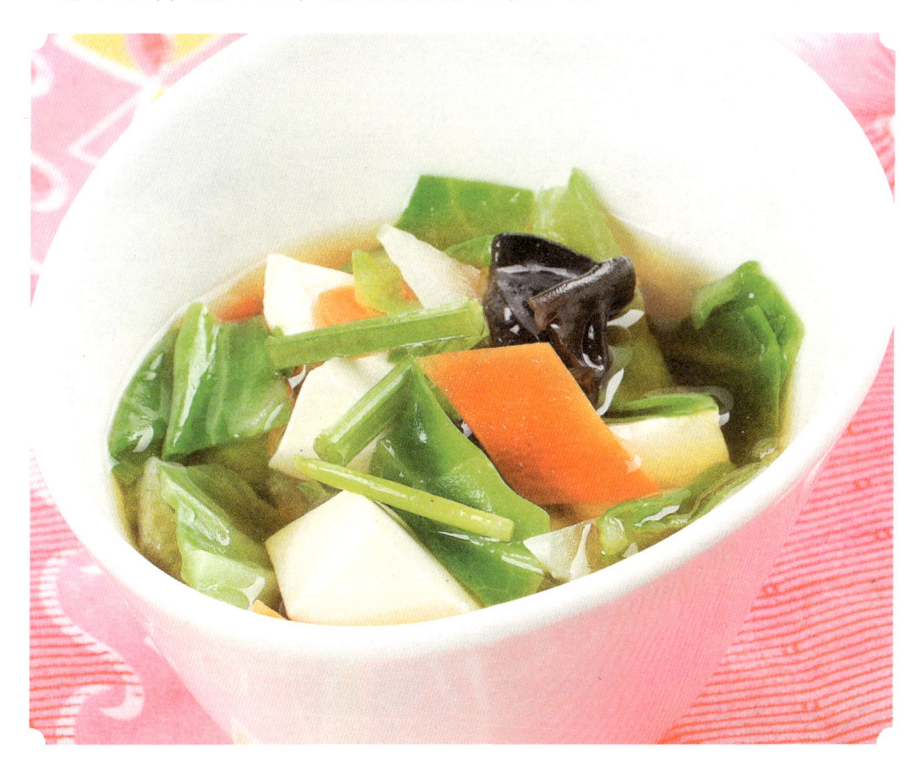

养生羊排煲

- **主 料** 羊排、丝瓜、冬笋、山药、胡萝卜各适量
- **配 料** 植物油、葱末、姜片、老抽、八角、花椒水、料酒、食盐各若干,红尖椒少许

润肤美白
补血温经
活血通络

操作步骤

1. 丝瓜、冬笋、山药、胡萝卜分别洗净切块;红尖椒洗净切圈;羊排洗净切块,放入沸水锅中焯一下。
2. 锅中倒入植物油,油热后下羊排翻炒,加葱末、姜片、老抽、八角、花椒水、料酒。
3. 锅中添入热水炖煮,待羊排炖至九成熟时加丝瓜、冬笋、山药、胡萝卜,加食盐调味,炖熟后撒上红尖椒圈即可。

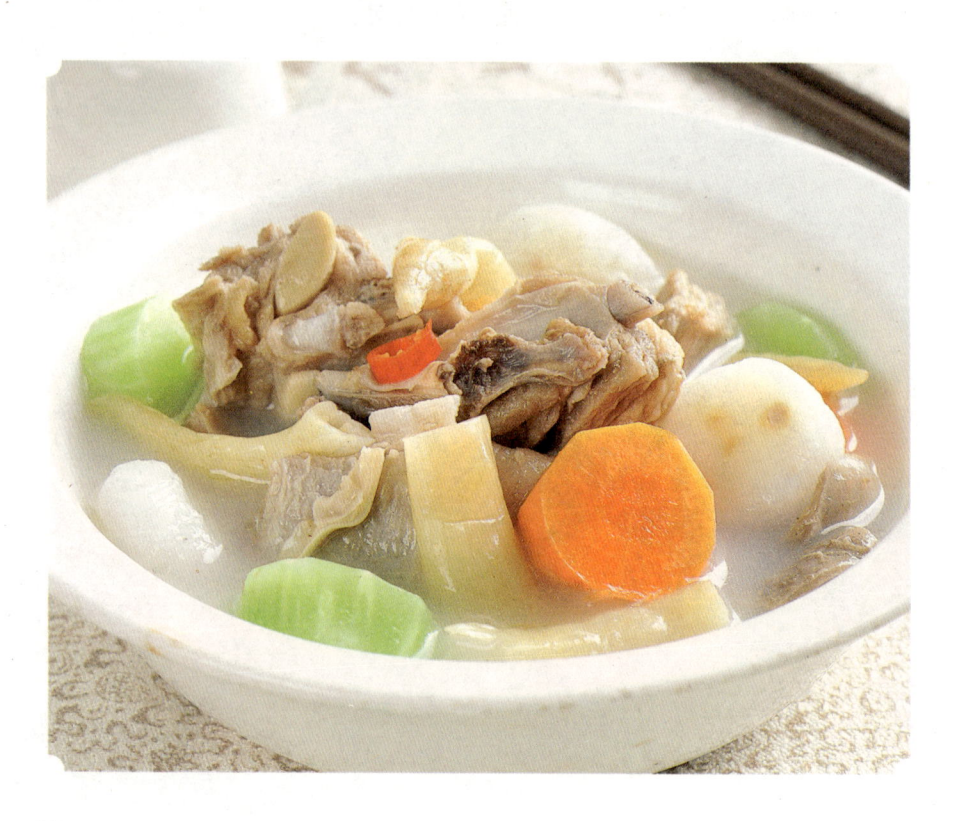

美白亮肤：吃出雪白肌肤 第 1 章

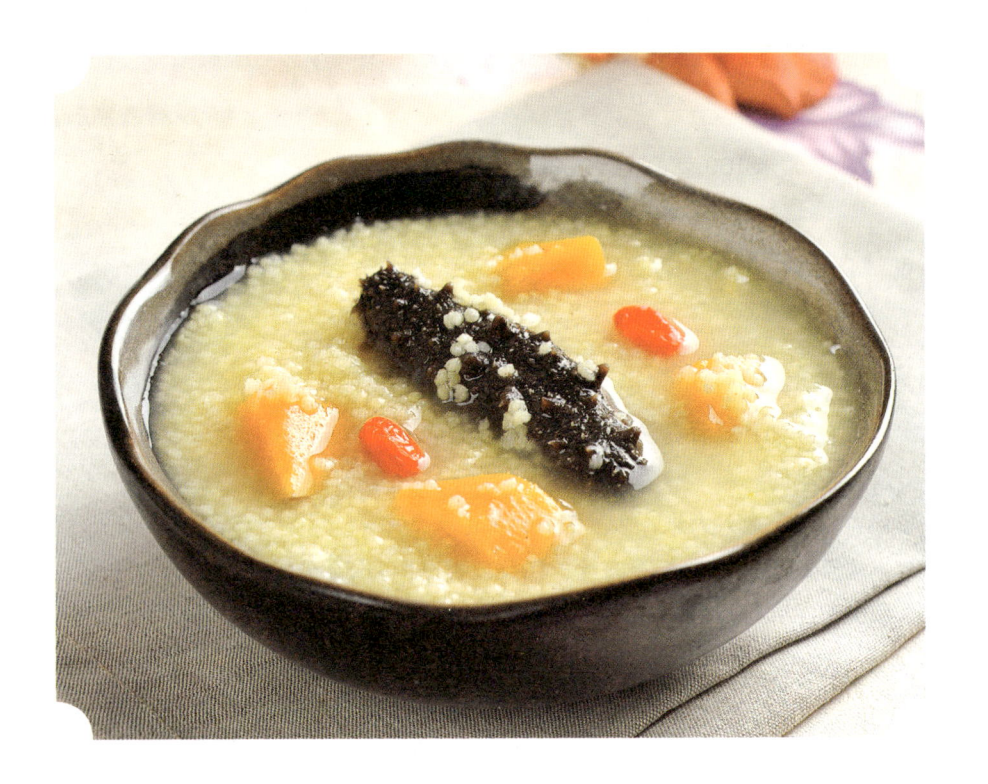

海参南瓜小米粥

主 料 小米 100 克，南瓜 300 克，发泡好的海参适量

配 料 枸杞、食盐适量

活血通络
美白养颜
防癌抗癌

操作步骤

1. 南瓜去皮切块；小米洗净后用清水浸泡 20 分钟。
2. 准备半瓶开水，倒入电饭锅中，下小米煮 30 分钟。
3. 煮粥期间，将发泡好的海参放入沸水中焯一下，与南瓜、枸杞一起放入小米锅中，继续煮 15 分钟左右关火，根据个人口味撒点食盐即可。

食疗养颜

香菇鸡肉包菜粥

主 料 大米 100 克，鸡胸肉 80 克，包菜 100 克，香菇 15 克

配 料 食盐、葱花各适量

补益气血
美白皮肤

操作步骤

1. 包菜洗净切片；香菇洗净切块；鸡胸肉洗净，切成细丝；大米淘洗干净，浸泡半小时。
2. 锅中加水，放入大米，大火煮开后转小火。
3. 粥煮至黏稠时，加入鸡肉丝、包菜、香菇同煮 20 分钟，加入食盐调味，撒上葱花即可。

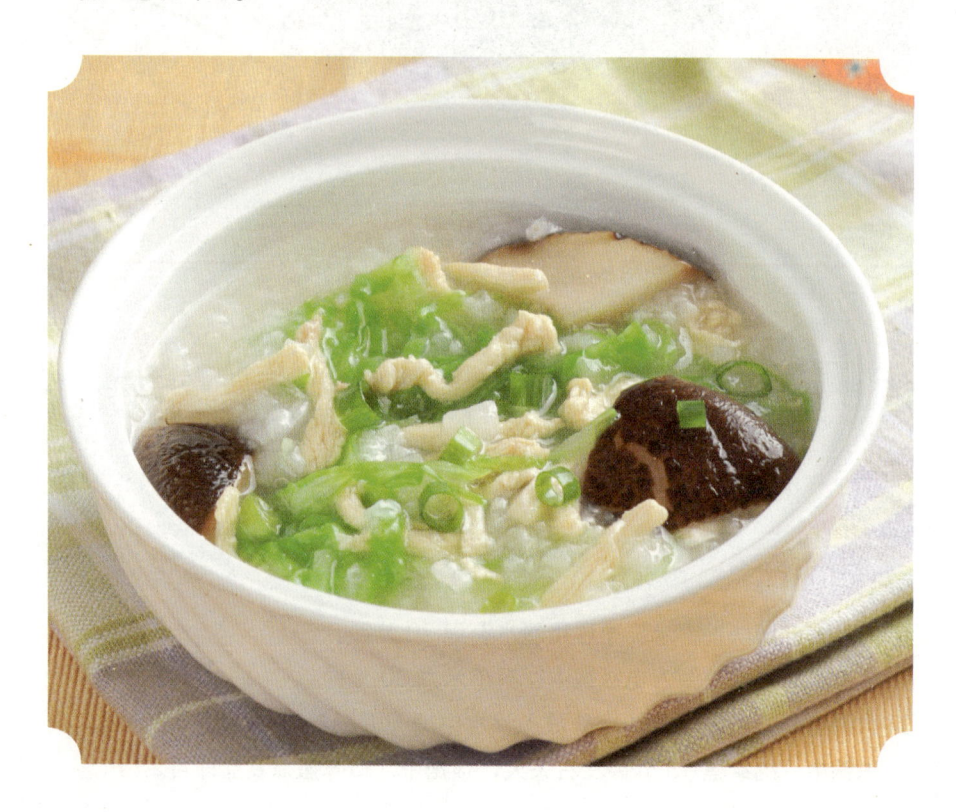

草菇丝瓜汤

- 主　料　草菇6个，丝瓜1根
- 配　料　植物油、食盐、姜、蒜、鸡精、胡椒粉各适量，枸杞少许

滋阴清热 解毒美白

操作步骤

1. 草菇洗净切片，丝瓜洗净切片，姜去皮切丝，蒜剥皮切末，枸杞洗净。
2. 锅置火上，倒植物油烧热，下蒜末、姜丝爆香，倒入草菇片、丝瓜片翻炒，加食盐调味，添入清水烧煮。
3. 出锅前加枸杞，用鸡精、胡椒粉调味即可。

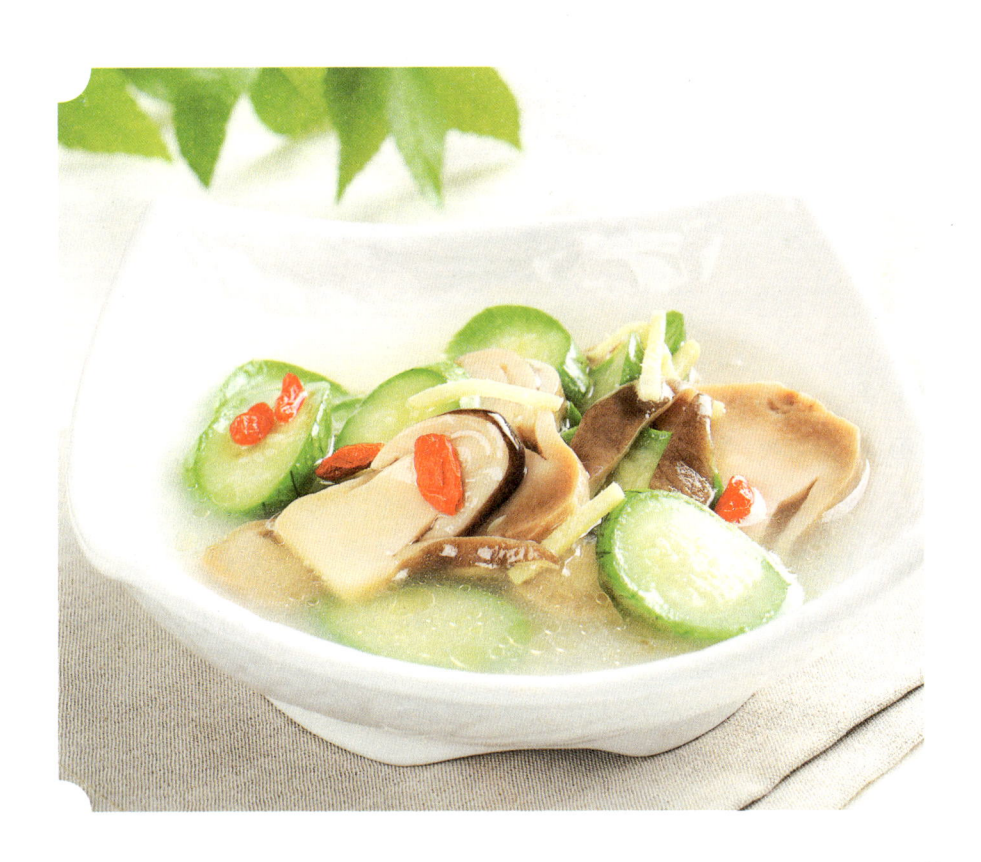

食疗养颜

甘蓝灵芝枣蜜汁

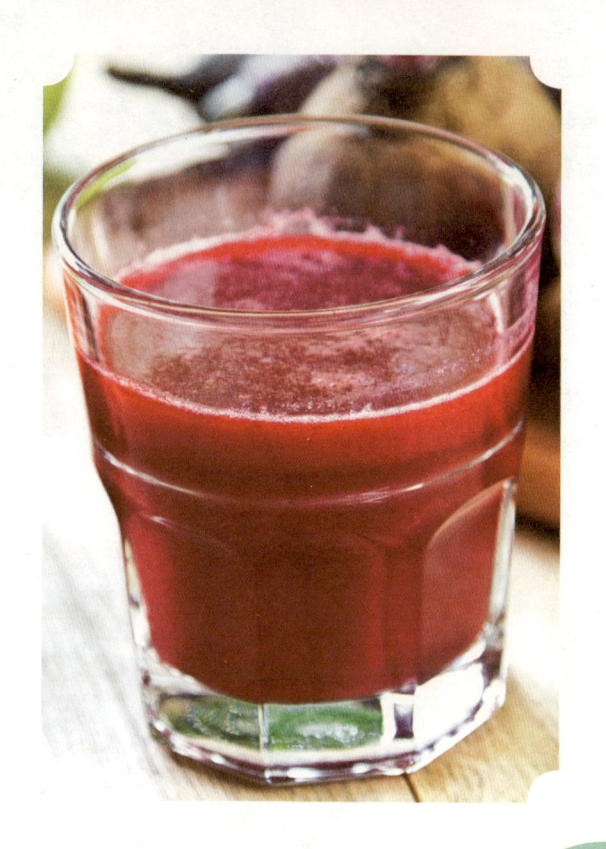

[主 料] 灵芝 10 克，紫甘蓝 100 克
[配 料] 红枣、蜂蜜各适量

补气安神
美白养颜

[操作步骤]

1. 灵芝洗净，先放入清水锅中煎 30 分钟，再倒入茶壶闷泡 20 分钟；紫甘蓝洗净，切成块；红枣洗净，除去枣核。
2. 把所有食材一起放入豆浆机中，加入适量的水，接通电源，按下"果蔬汁"键。
3. 将榨好的甘蓝灵芝枣蜜汁倒入杯中即可。

美白亮肤：吃出雪白肌肤 第 1 章

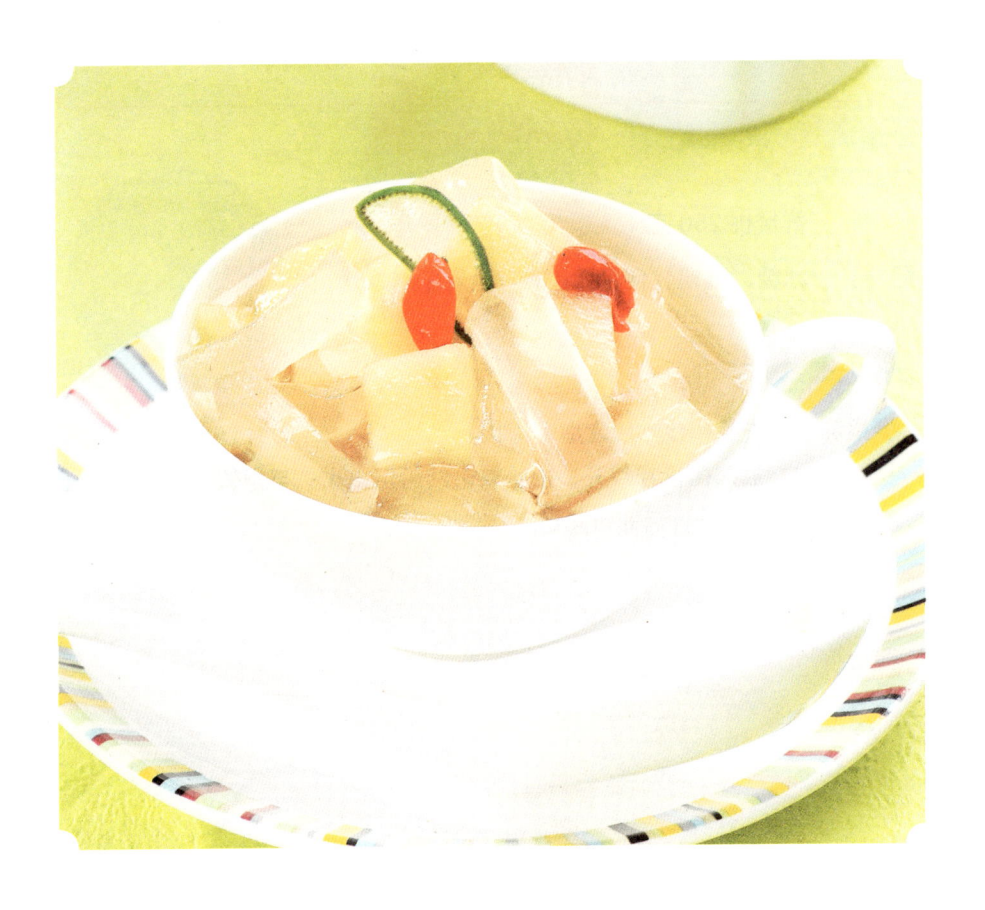

青苹炖芦荟

主料 青苹果 200 克，芦荟 150 克
配料 白糖、冰糖各适量，枸杞少许

调节内分泌
中和黑色素

操作步骤

1. 青苹果削皮、去核，洗净，切成小块；芦荟去刺、去皮，洗净，切成条状，撒上白糖腌 1 小时。
2. 把青苹果块、芦荟条、枸杞、冰糖倒入开水锅中，用小火炖至酥软即可。

樱桃羹

- **主 料** 鲜樱桃 250 克
- **配 料** 冰糖、藕粉、食用红色素各适量

补气养血
白嫩肌肤

操作步骤

1. 樱桃洗净，去蒂和核，切成指甲片状。
2. 锅中加水，放入樱桃片烧开，加冰糖，然后用小火煮至炽软，加入食用红色素和藕粉，2 分钟后即可起锅。

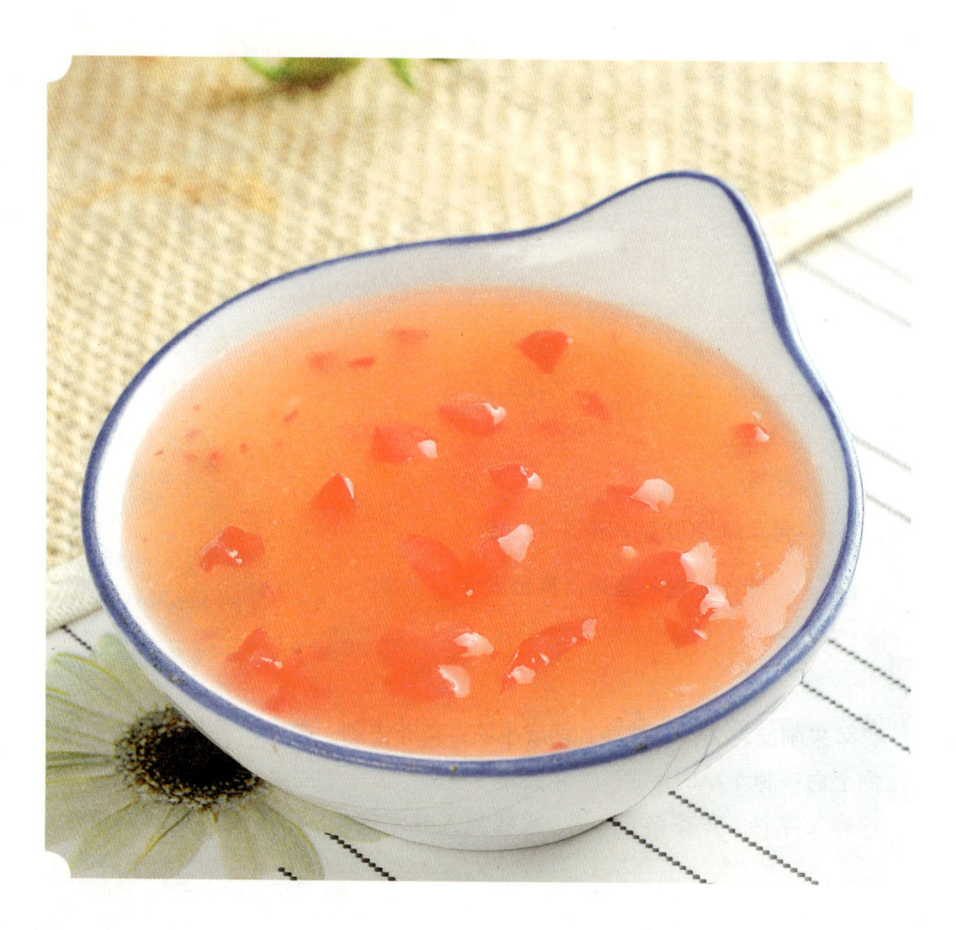

美白亮肤：吃出雪白肌肤 第1章

雪梨猕猴桃豆浆

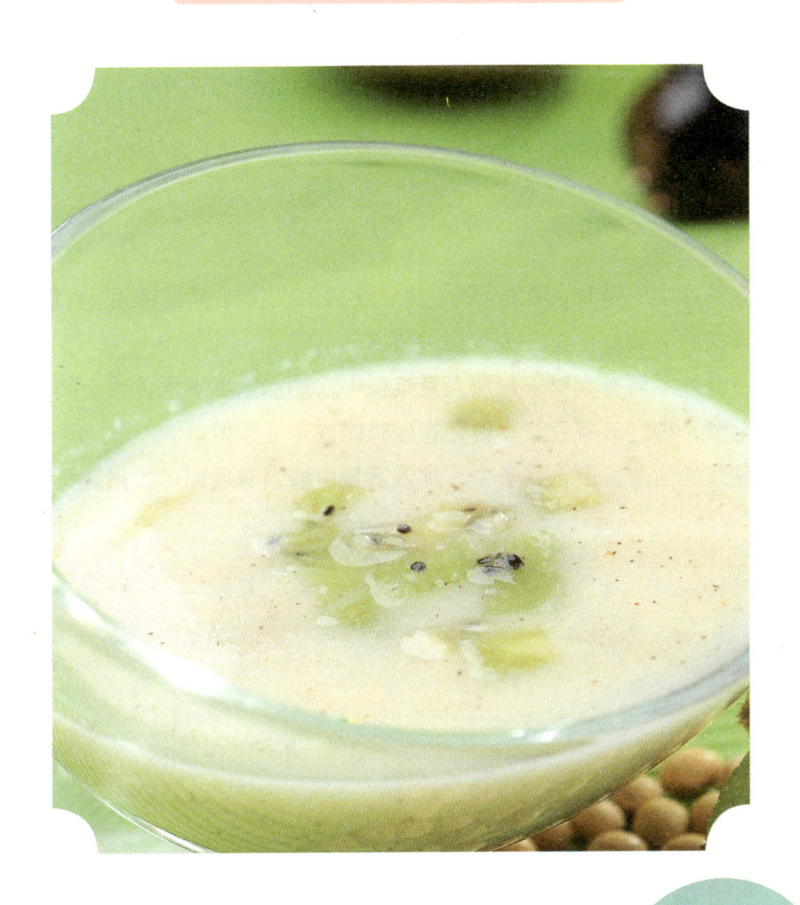

美白润肤
消炎
抗衰老

主 料 雪梨、猕猴桃、黄豆各适量

配 料 无

操作步骤

1. 先去除黄豆中的杂物，漂洗干净，然后浸泡6~8小时，捞出待用；雪梨去皮、核后切成小块；猕猴桃洗净切开，去籽待用。
2. 将黄豆、雪梨、猕猴桃放入豆浆机中，加水到上下水位线之间。
3. 接通电源，按"果蔬豆浆"键，直到机器提示豆浆做好。
4. 滤掉豆浆的渣滓，倒入碗中即可饮用。

榛子杏仁豆浆

- **主 料** 黄豆60克，榛子、杏仁各20克
- **配 料** 白糖适量

抗氧化
美白
抗衰老

操作步骤

1. 先去除黄豆中的杂物，漂洗干净，然后浸泡10小时，捞出待用；杏仁碾碎；榛子去壳后碾碎。
2. 将除白糖外的所有食材一起放入豆浆机中，加水到上下水位线之间。
3. 接通电源，按"五谷豆浆"键，直到机器提示豆浆做好。
4. 滤掉豆浆的渣滓，倒入杯子中，加入适量白糖调味后即可饮用。

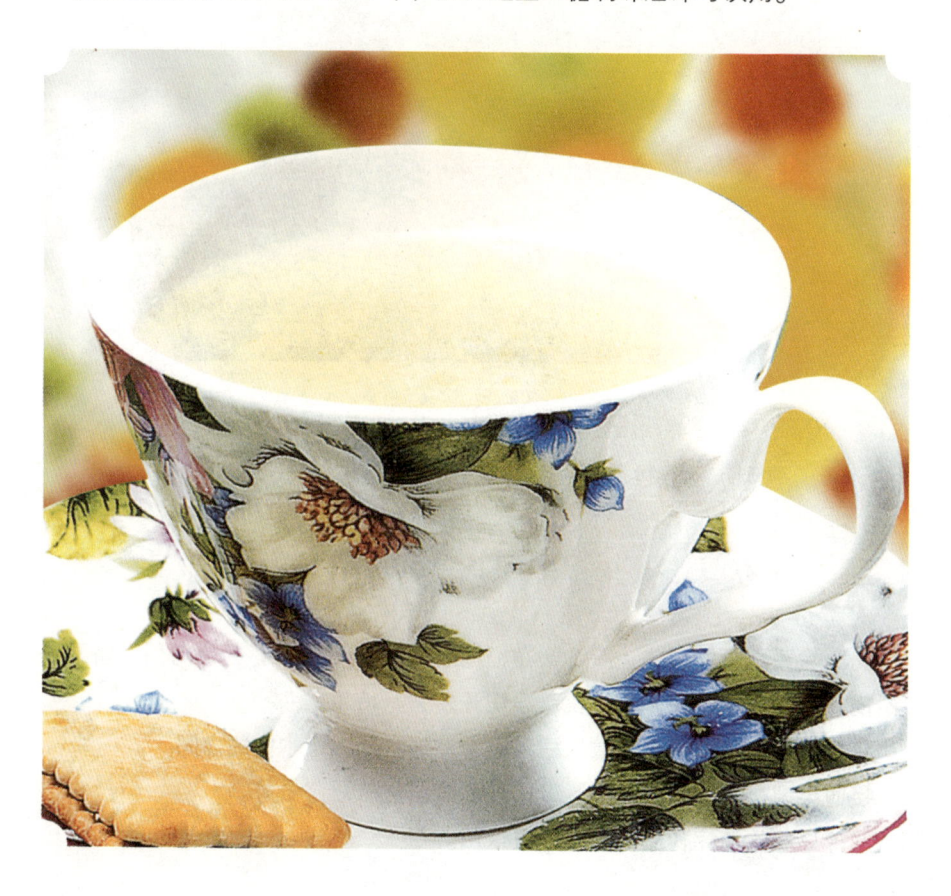

美白亮肤：吃出雪白肌肤 第 1 章

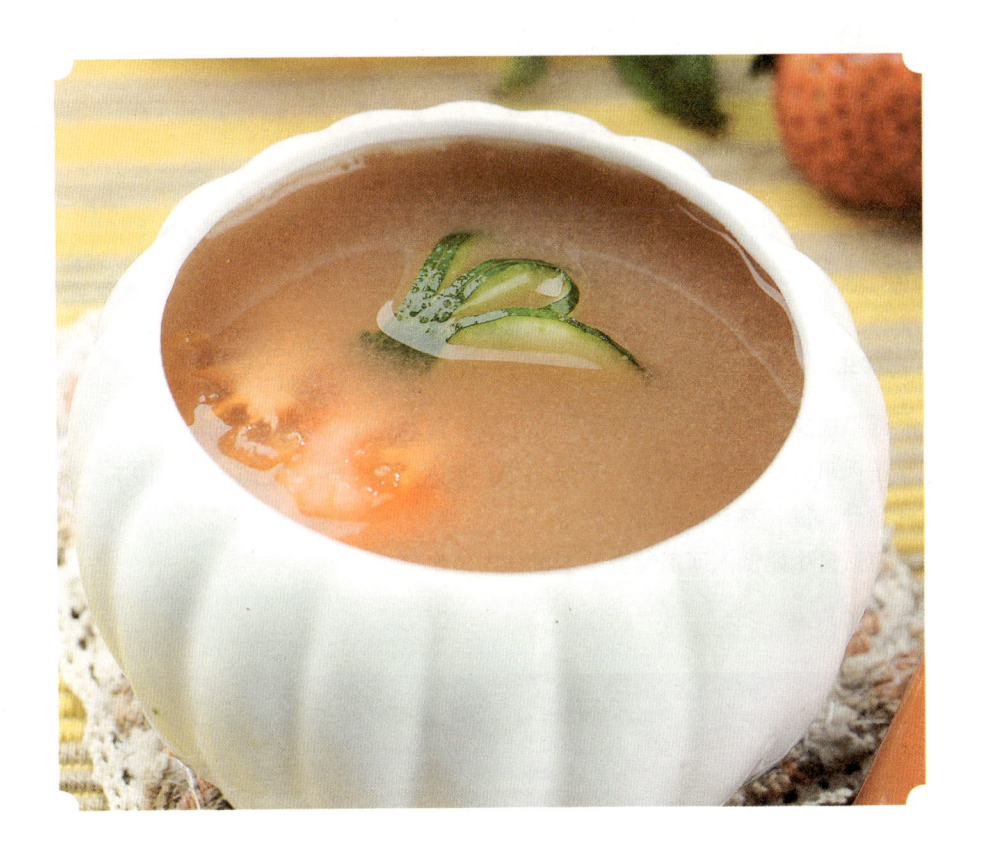

番茄小黄瓜汁

主料 番茄、小黄瓜各适量

配料 无

促进新陈代谢 嫩白肌肤

操作步骤

1. 番茄洗净去蒂，用热水烫去表皮，去籽后切成块待用；小黄瓜削皮去蒂，切成块待用。
2. 把所有食材一起放入豆浆机中，加入适量的水，接通电源，按下"果蔬汁"键，直至机器提示做好。
3. 将榨好的番茄小黄瓜汁倒入碗中，装饰以黄瓜片和番茄片即可。

西瓜菠萝牛奶汁

- **主 料** 西瓜、菠萝、牛奶各适量
- **配 料** 无

> 除皱美白
> 除烦祛燥
> 清热消肿

操作步骤

1. 西瓜去皮、去籽后,把瓜瓤切成小块;菠萝去皮,切小块待用。
2. 把西瓜瓤块和菠萝块放入豆浆机中,加入适量的水,接通电源,按下"果蔬汁"键,直至机器提示做好。
3. 将适量牛奶倒入西瓜菠萝汁中搅拌均匀即可。

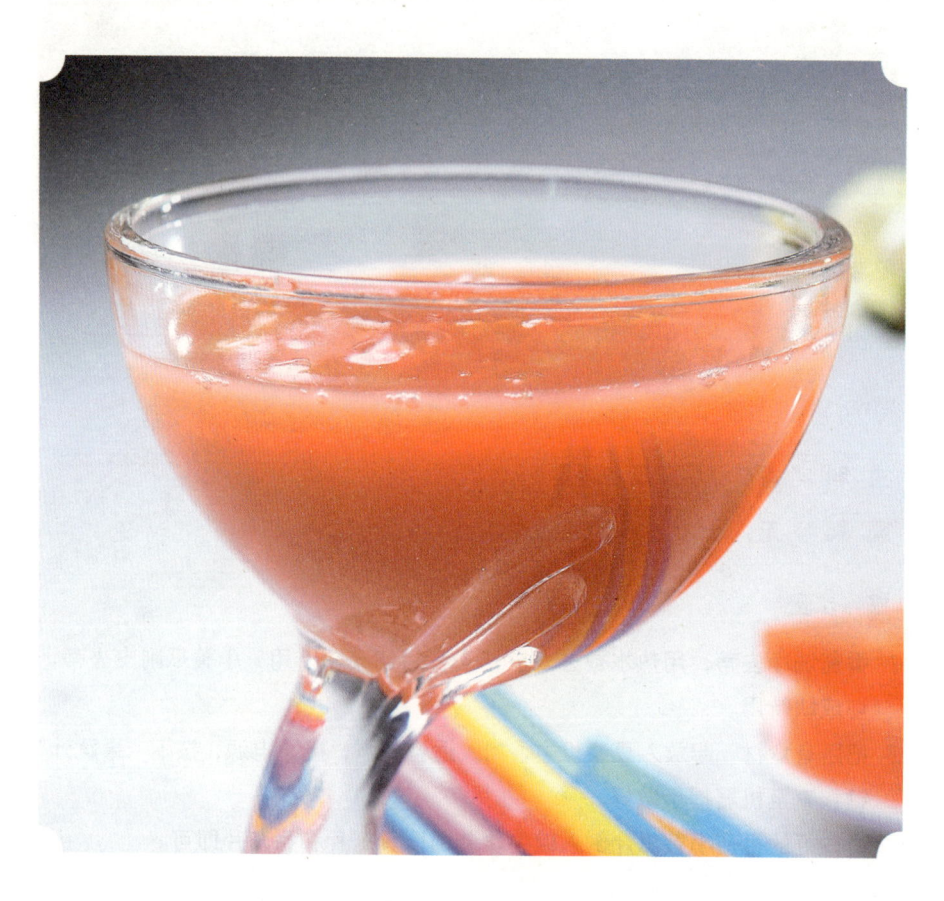

美白亮肤：吃出雪白肌肤 第 1 章

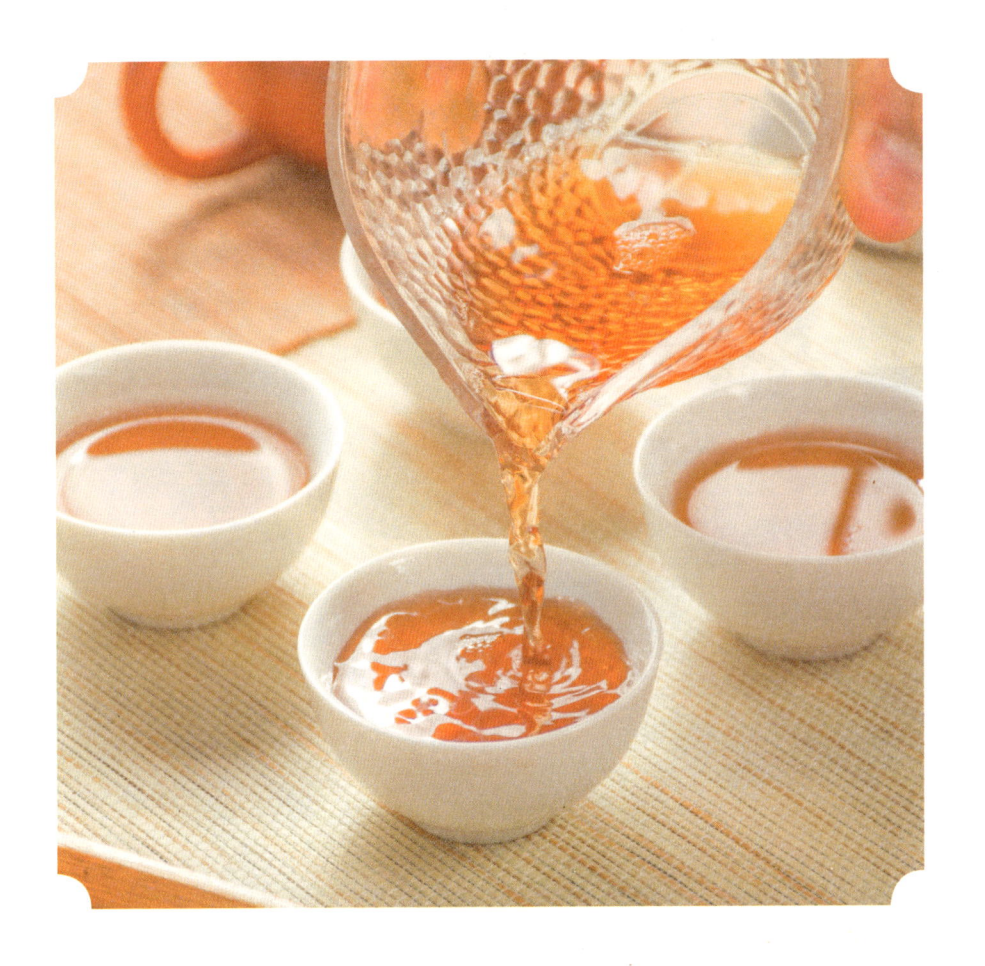

美肌润肤茶

- **主 料** 菊花5克，橄榄5克，枸杞5克，桂圆肉干5克，山楂5克
- **配 料** 无

操作步骤

1. 把菊花、橄榄、枸杞、桂圆肉干、山楂一起放入茶壶中。
2. 用开水冲泡，静置5分钟后即可滤取茶汁饮用，可重复回冲至味淡。

嫩肤美白
清热润燥

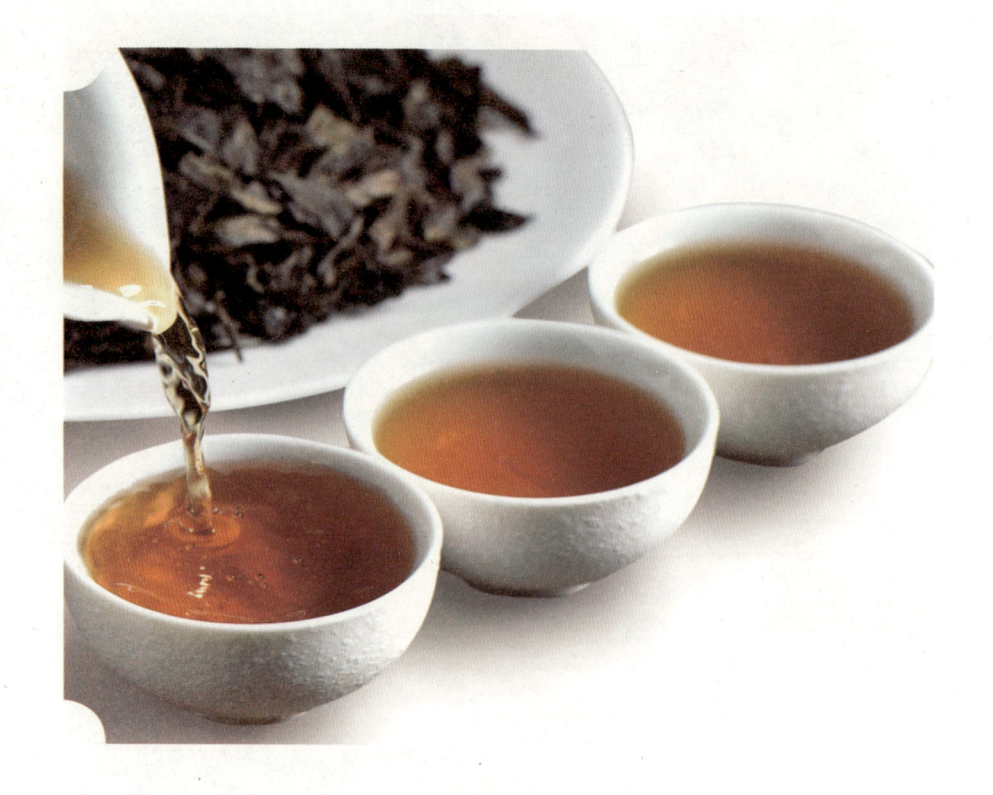

芦荟红茶

[主　料] 芦荟一段，菊花少许，红茶少许

[配　料] 蜂蜜少许

[操作步骤]

1. 将芦荟洗干净，去掉外面的皮，只取内层白肉。
2. 锅中加清水，将菊花和芦荟放入锅中，小火慢煮。
3. 水沸后加入红茶和蜂蜜即可。

调节内分泌
中和黑色素

第 2 章

保湿润肤：
肌肤吹弹可破

如果说我们的肌肤像一片花园，那么水便是滋养这片花园的源泉，所以需时时给肌肤补水。而女性补水需先滋阴，滋阴的食物多种多样，温和而有效，让我们在享受美食的同时，收获水润美肌。

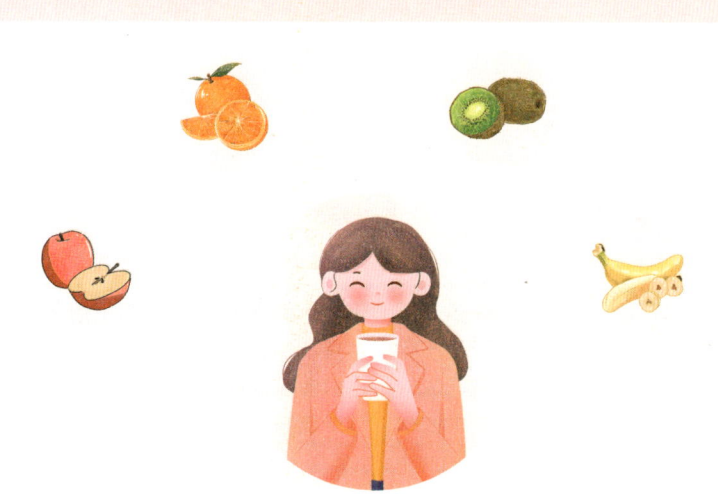

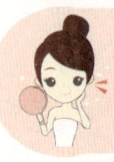

让皮肤充满水分，水润光泽

俗话说"女人是水做的"，我们夸一个人肌肤水嫩时常常会说"能掐出水来"，可见，体内蕴藏适度水分，对于爱美的人来说有多么重要。水分是美容最重要的基础。要想皮肤健康、水嫩，离不开水的滋养，若是肌肤缺水，皮肤就会显得干燥粗糙、没有弹性，色斑、皱纹和炎症等问题都会找上门，面色也会变得暗淡无光，使人显得苍老。

皮肤干燥的原因

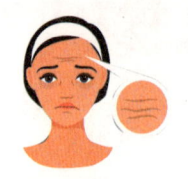

1. 身体缺水

身体缺水，肌肤自然也会跟着缺水，变得干燥。

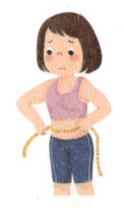

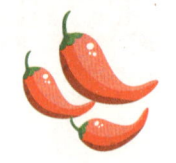

2. 爱吃刺激性食物

刺激性食物容易使人上火，导致脸上起皮、长痘，变得干燥、粗糙。

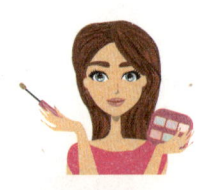

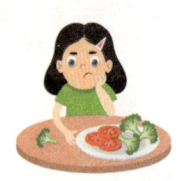

3. 偏食、挑食

长期偏食、挑食会使身体营养不均衡，肌肤失去活力，变得干燥、粗糙。

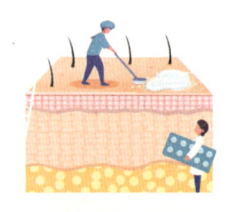

4. 过度节食

有的人过度节食，导致营养素摄入不足，使得皮肤无法得到充足的营养，从而失去弹性及水分，变得干燥。

5. 经常用彩妆

许多人经常化妆，而许多彩妆产品里含有苯酚和酒精等成分，它们会吸走皮肤中的水分，使皮肤变得干燥。

6. 没有清除角质

角质层增厚，会影响皮肤保水的能力和保养品的吸收。所以，需要定期给皮肤清除角质。

保湿润肤：肌肤吹弹可破 第2章

要想皮肤湿润嫩滑，补水少不了。那么该怎么做呢？看看下面几个方面的建议吧！

少喝饮料，多喝汤水

缺水是皮肤干燥、瘙痒的最大原因。要想给身体补水，就需要多喝汤水。有专家指出，为充分保证人体细胞的水代谢平衡，每人每天应该补充6～8杯水（大部分成年人每天应摄入1500~2000毫升水）。千万不要等到非常渴了才去喝水，因为这时身体已经非常缺水了。同时要尽量少喝甜性饮料、纯咖啡、罐头汤汁等，因为这些不仅不能给皮肤补水，反而会增加身体代谢的负担，从而使得皮肤更缺水。

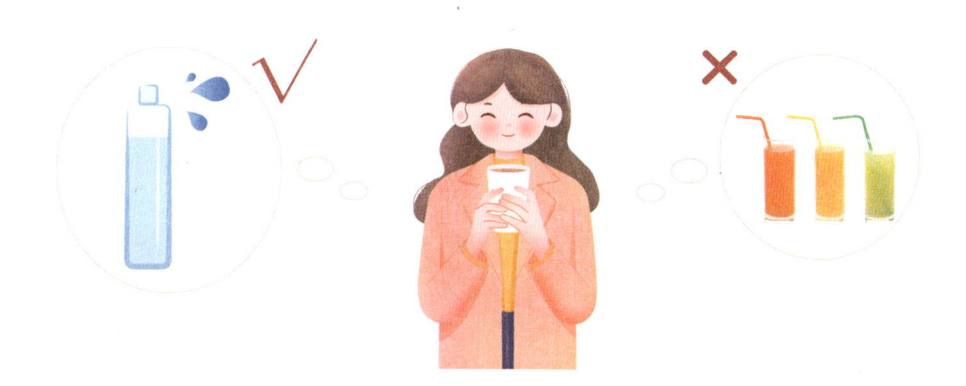

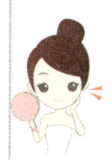

> **温馨贴士**
>
> 早餐时可以喝点汤水，这样不仅可以清洁肠胃，对肾脏也很有好处，还可以让机体循环系统充分活跃起来。午饭时喝一碗汤，既可以给身体补充水分，还可以增强饱腹感，有减肥纤体的作用。晚饭时喝一碗汤，既可以缓解一天的干渴，又可以让皮肤水分充盈。但需要注意的是，晚饭时的汤水不宜过多，不然容易导致第二天早晨眼皮浮肿。

多吃富含维生素 A 的食物

当人体缺乏维生素 A 时，皮肤会变得干燥，产生鳞屑，甚至出现棘状丘疹。所以，平时应多吃些富含维生素 A 的食物，比如鱼肝油、动物肝脏、禽蛋等，还有芝麻、黄豆、坚果类食物（如花生）等。

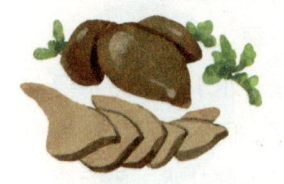

动物肝脏：动物肝脏中含有丰富的维生素 A、维生素 B_2、维生素 C、维生素 E、维生素 K 等，可有效补充人体所需的营养物质。

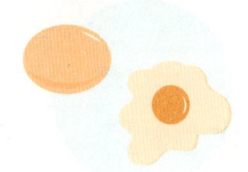

禽蛋：蛋黄中含有丰富的维生素 A、维生素 E，如鸭蛋、鸡蛋、鹅蛋、鹌鹑蛋等。

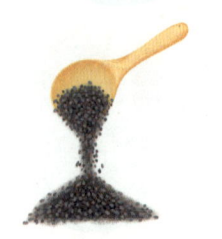

芝麻：芝麻中含有丰富的维生素 A、维生素 E，既能防止过氧化脂质对皮肤的危害，锁住水分，又可以中和、抵消细胞内的游离基，使皮肤白皙润泽。

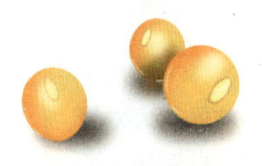

黄豆：黄豆中不仅富含蛋白质、胡萝卜素、维生素 B_2、烟酸、钙、磷等，还含有丰富的维生素 A、维生素 E，能使皮肤保持弹性，有养颜的作用。

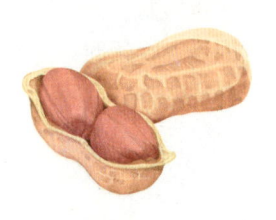

坚果类食物：开心果、榛子、花生、核桃、松子等坚果中含有丰富的维生素 E、维生素 A，既能为人体补充足够的营养，还能起到辅助滋养皮肤的功效，平时可适量食用。此外，花生油中也含有维生素 E、磷脂等。

保湿润肤：肌肤吹弹可破 第2章

适量增加脂肪的摄入

如果缺乏脂肪，皮肤就会变得干燥、失去弹性，还容易引发湿疹等皮肤病。而皮下若储藏有适量脂肪，既能增加皮肤弹性，还能延缓皮肤衰老。所以，女性需要摄入适量的脂肪。含有脂肪的食物有奶类和奶制品、瓜子等硬果类食物、肉类、动物内脏和植物油等。

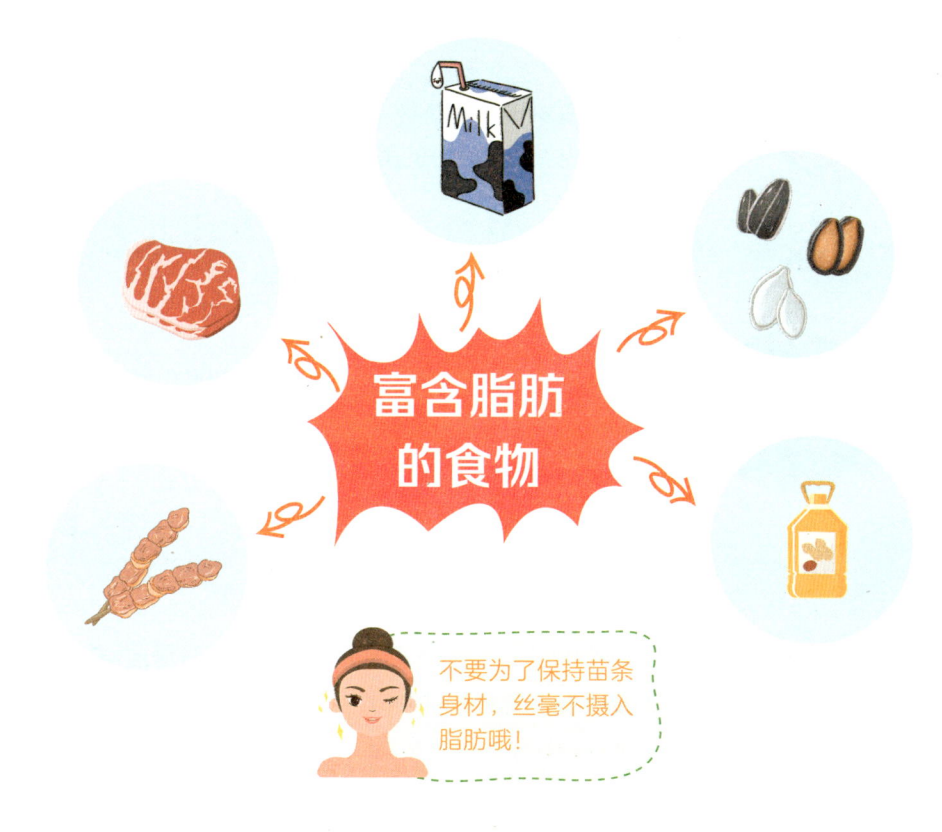

富含脂肪的食物

不要为了保持苗条身材，丝毫不摄入脂肪哦！

多吃润肤补水食物

日常生活中，有些食物不仅营养丰富，还有补水功能，能够缓解燥热，让肌肤如水般晶莹剔透，比如牛奶、白萝卜、百合、银耳、葡萄、黄瓜、番茄、茄子、西瓜、杧果、梨、苹果、香蕉等。

027

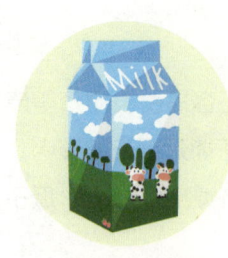

食疗养颜

牛奶
牛奶可为肌肤提供可形成薄膜的油脂，这些薄膜能防止皮肤水分蒸发，使皮肤保持柔软光润。

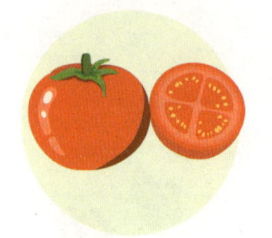

番茄
番茄可以用来补水保湿，它能让肌肤水水嫩嫩、更富光彩，是较好的美容食材。

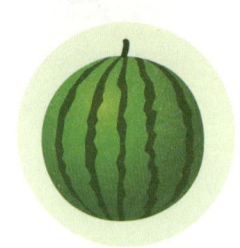

西瓜
西瓜中含有大量水分，容易被皮肤吸收，能够补水保湿，且具有滋润、防晒的作用。

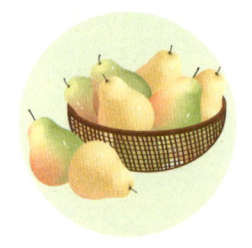

梨
梨不仅能为人体补充大量维生素，还有深层清洁及平衡油脂分泌的作用，还含有充足的水分。有助于保持肌肤的液体平衡，使皮肤保持水嫩。

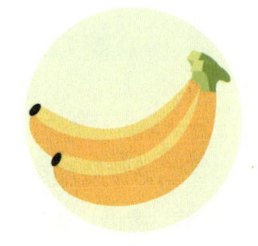

香蕉
香蕉是钾元素含量特别丰富的食物，能使人保持身体的水分平衡，防止皮肤干燥脱屑。

保湿润肤：肌肤吹弹可破 第 2 章

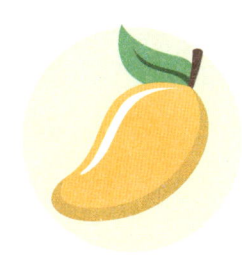

杧果

杧果中含有丰富的胡萝卜素，能防止皮肤干燥，柔嫩肌肤。

补水面膜，让肌肤喝饱水

除了通过饮水给身体补水外，通过敷面膜直接给皮肤补水也是一个让皮肤变水嫩的好办法。尤其是在干燥的秋冬季节，皮肤看起来干巴巴的，甚至容易出现皲裂、脱皮的现象。这时，敷上一张补水面膜，皮肤就会立即变得很光滑。需要注意的是，敷面膜前，必须先彻底清洗脸上的污垢，刚洗完澡敷面膜效果更好。不同肤质应选择不同类型的面膜。用一些食材如鸡蛋清、黄瓜、奶粉、蜂蜜等做成面膜敷在脸上，也有补水美颜的功效。

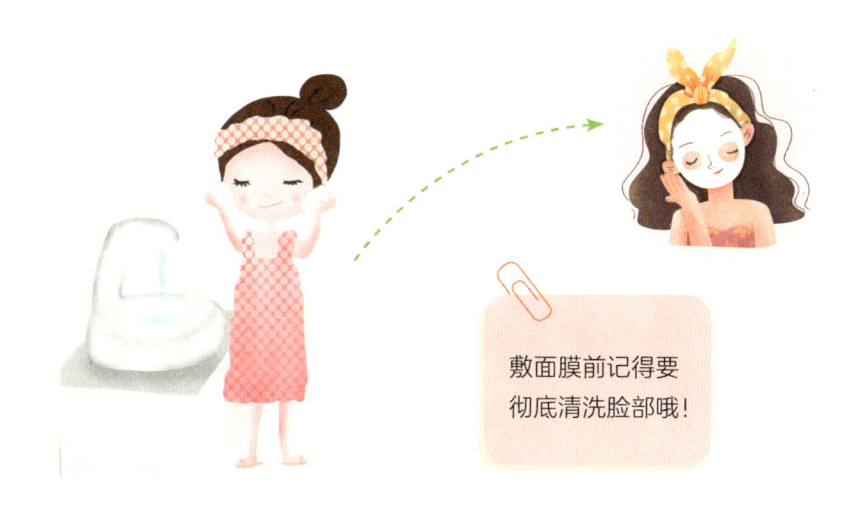

敷面膜前记得要彻底清洗脸部哦！

029

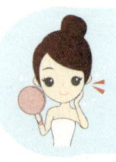

吃润肤食物，做水润女人

要想皮肤保持滋润水嫩，除了多喝水、使用护肤品、吃一些补水瓜果，还需要精心调理，平时可以吃、喝一些有利于皮肤补水、保持水分的菜肴茶饮，有效提升肌肤保湿度，保持肌肤的光滑和水润。

芸豆西蓝花

主料 西蓝花250克，蜜红芸豆50克

配料 干辣椒、食盐、鸡精、白糖、植物油、芝麻油各适量

润肤美容 延缓衰老

操作步骤

1. 西蓝花洗净，去老皮后撕成小朵，放入沸水锅中焯水，捞出并控干水分；干辣椒切段备用。
2. 锅中倒入适量植物油烧热，放入干辣椒爆香，然后放入西蓝花煸炒，加食盐、鸡精、白糖调味，再倒入少许清水。
3. 烧沸后放入蜜红芸豆炒匀，淋上适量芝麻油即可盛出。

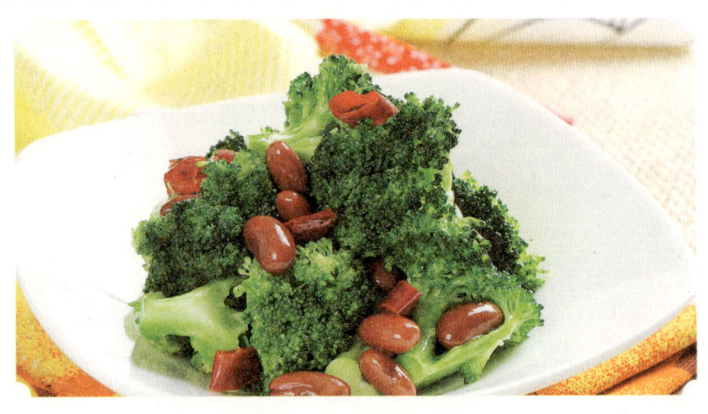

保湿润肤：肌肤吹弹可破 第 2 章

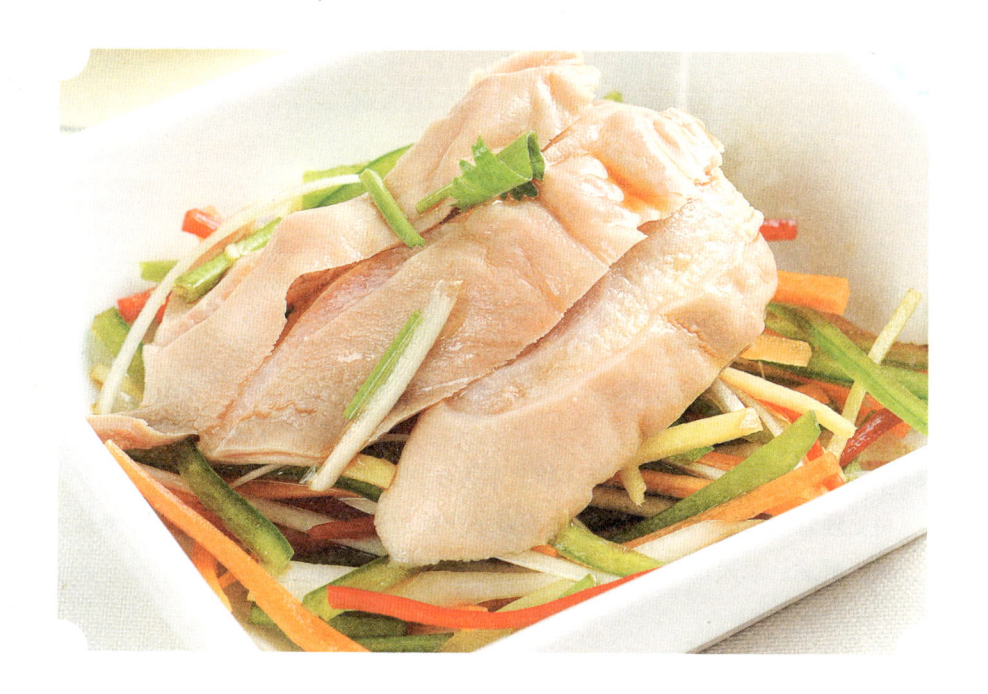

白切猪肚

主　料　新鲜猪肚 1 只

配　料　青椒、红椒、黄椒各 1 个，八角 2 粒，白胡椒 10 粒，香芹 1 根，姜 2 片，沙姜豉油 75 克，生粉适量，食盐 75 克，葱 1 根，香菜少许

健脾养胃
美容润肤

操作步骤

1. 新鲜猪肚去肥油，翻转后仔细冲洗，再加入生粉、食盐，大力揉搓猪肚。
2. 将青椒、红椒、黄椒和葱切成细丝；香菜、香芹切小段；姜切丝备用。
3. 将洗净的猪肚放入已烧开的热水内，加入八角、白胡椒、姜丝，转用慢火煲 40 分钟至熟。
4. 稍凉后，切片上碟，并摆上青椒丝、红椒丝、黄椒丝、葱丝、姜丝、香芹段及香菜段，食用时可蘸沙姜豉油。

食疗养颜

酱猪尾

主 料 牛尾、猪尾各150克，菠萝1个，胡萝卜100克

配 料 酱油、水淀粉、食盐、糖、蚝油、葱各适量

操作步骤

1. 牛尾、猪尾洗净剁段，菠萝、胡萝卜去皮切碎丁，葱切段。
2. 将处理好的牛尾、猪尾与菠萝、胡萝卜一起放进锅中，放清水、酱油、食盐、糖、蚝油、葱段，一起煮制，临起锅时勾芡即可。

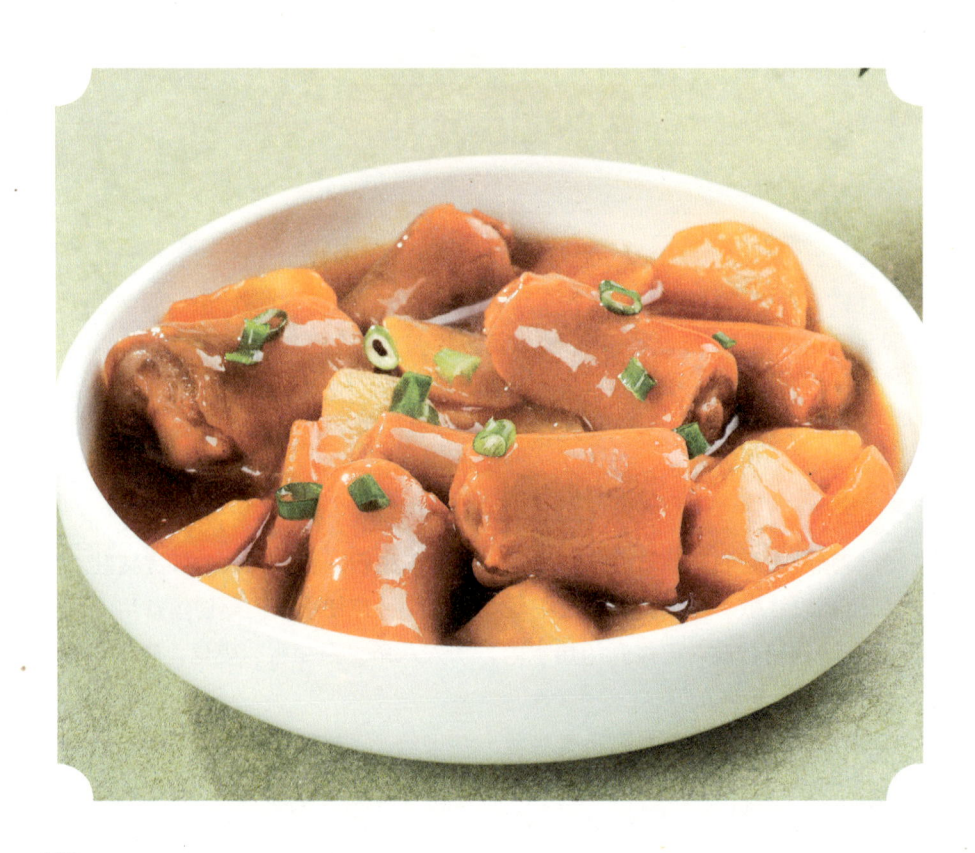

润泽肌肤
美容养颜

保湿润肤：肌肤吹弹可破 第2章

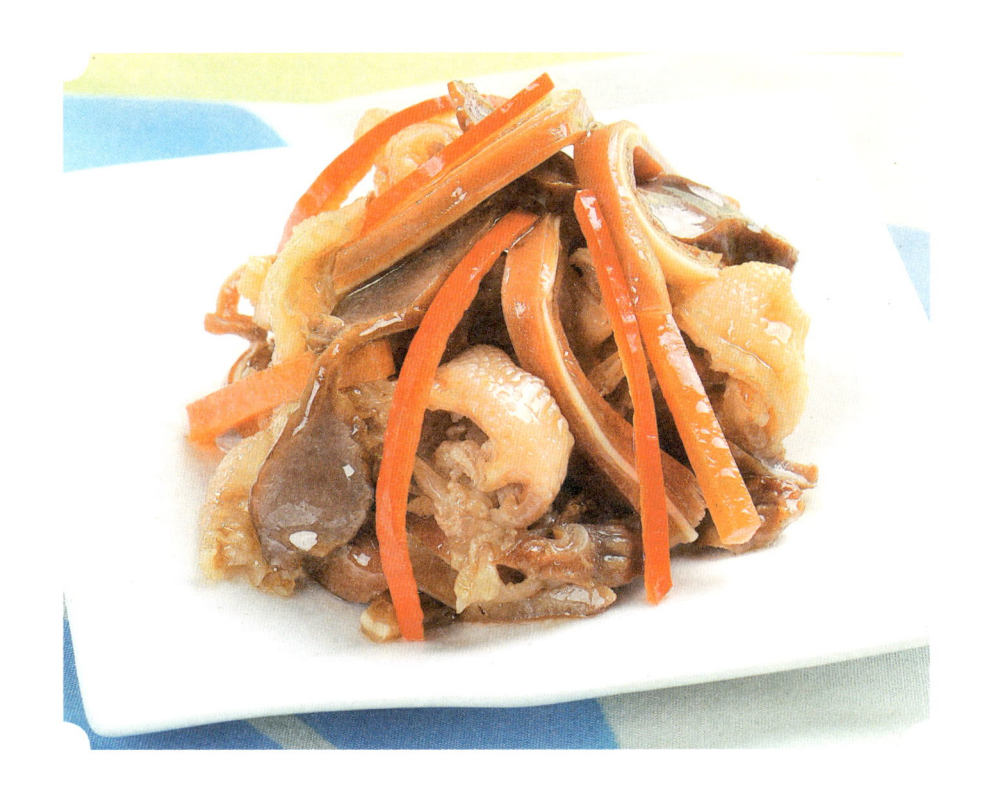

鸡爪炒猪耳条

- 主 料　鸡爪200克，熟猪耳200克
- 配 料　油、料酒各20克，姜片、蒜片各少许，红椒1个，胡萝卜50克，食盐、白糖各3克，生抽15克，辣椒粉适量

健脾养胃
美容润肤

操作步骤

1. 将鸡爪剪去指甲，洗净，剁成小块；红椒切丝；熟猪耳切丝；胡萝卜洗净切长条。
2. 锅内放油，放入蒜片、姜片，爆香后，放入鸡爪翻炒，炒至鸡爪变色，加入熟猪耳，倒点料酒、生抽、白糖、食盐、辣椒粉，翻炒至均匀上色，加入红椒丝、胡萝卜条炒至断生即可。

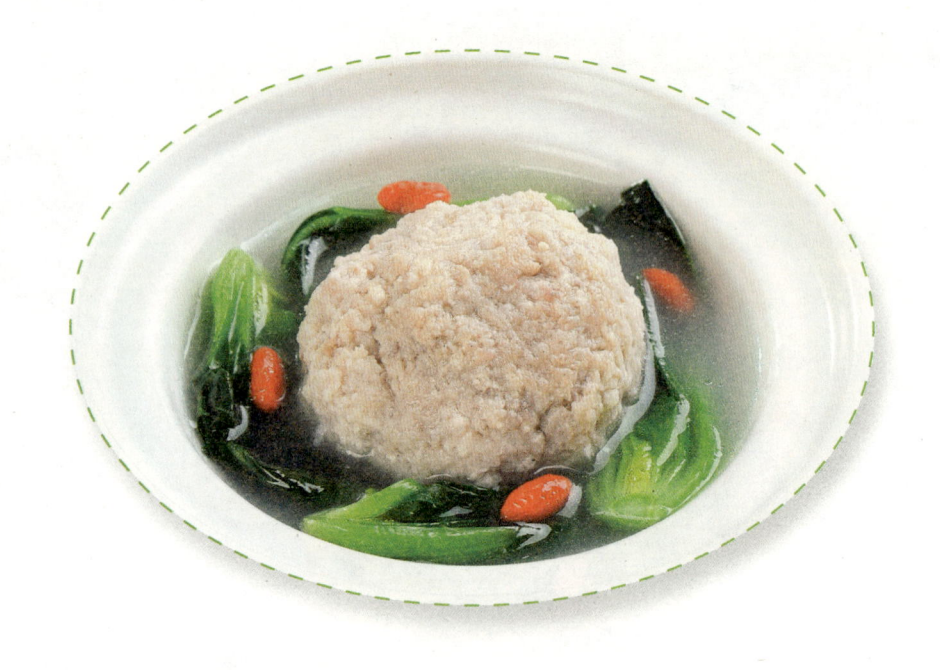

清蒸狮子头

- **主 料**　五花肉 300 克，油菜 100 克
- **配 料**　熟猪油 50 克，马蹄 100 克，鸡蛋 1 枚，料酒 15 克，食盐、胡椒粉、味精各 3 克，淀粉 10 克，枸杞 5 克，上汤 150 克

补虚强身
滋阴润燥
丰肌泽肤

操作步骤

1. 将鸡蛋打成鸡蛋液备用；马蹄切丁，五花肉切碎，倒入盆中，加食盐、料酒、胡椒粉、味精、鸡蛋液、淀粉搅匀，用手团成球状备用；油菜洗净纵向切开。
2. 锅烧热，下熟猪油，放入油菜煸至翠绿色，加食盐、上汤和味精，煮开，关火，将油菜均匀地排列在大砂锅内，原汤倒入至砂锅下沿，放入枸杞。
3. 将狮子头放在油菜上面，盖上盖儿，隔水蒸 60 分钟取出即可。

保湿润肤：肌肤吹弹可破 第2章

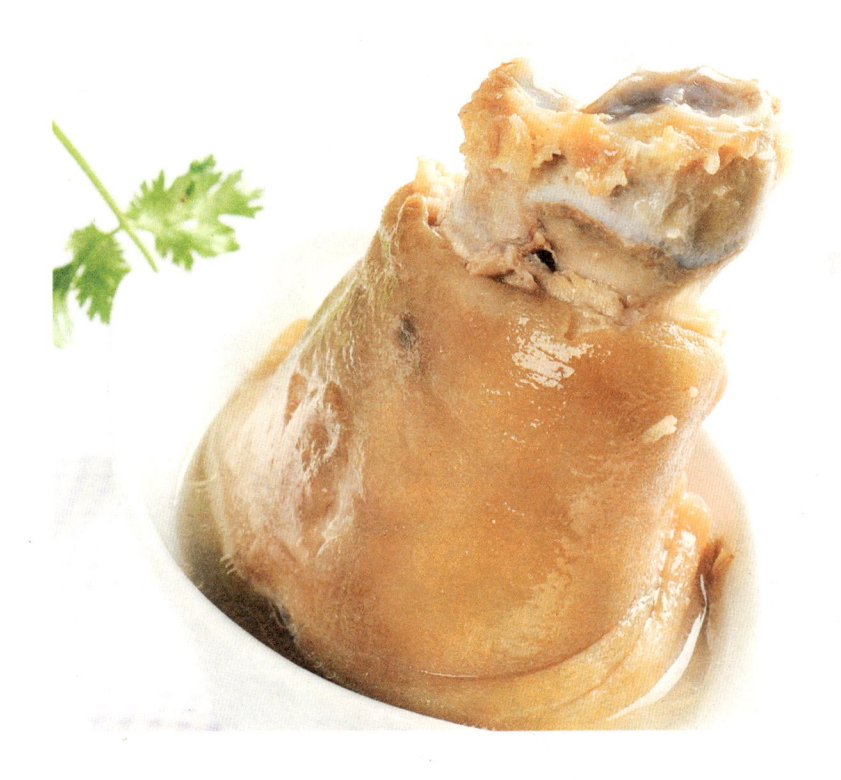

清蒸肘子

主 料 猪前肘 500 克

配 料 葱段、姜片、花椒、八角各少许，食盐、料酒、鲜汤各适量

健脾滋胃
除燥美容

操作步骤

1. 将肘子放在凉水盆内刮净，在开水锅内煮至七成熟捞出。
2. 将肘子皮朝下放在案板上，用菜刀在肘子上划几刀，但不要切断，然后将肘子皮朝下放在碗内，加入食盐、料酒、鲜汤、葱段、姜片、花椒、八角，上笼用武火蒸烂，拣出碗内的葱段、姜片、花椒、八角，放入汤盘内即可。

035

怪味腰果

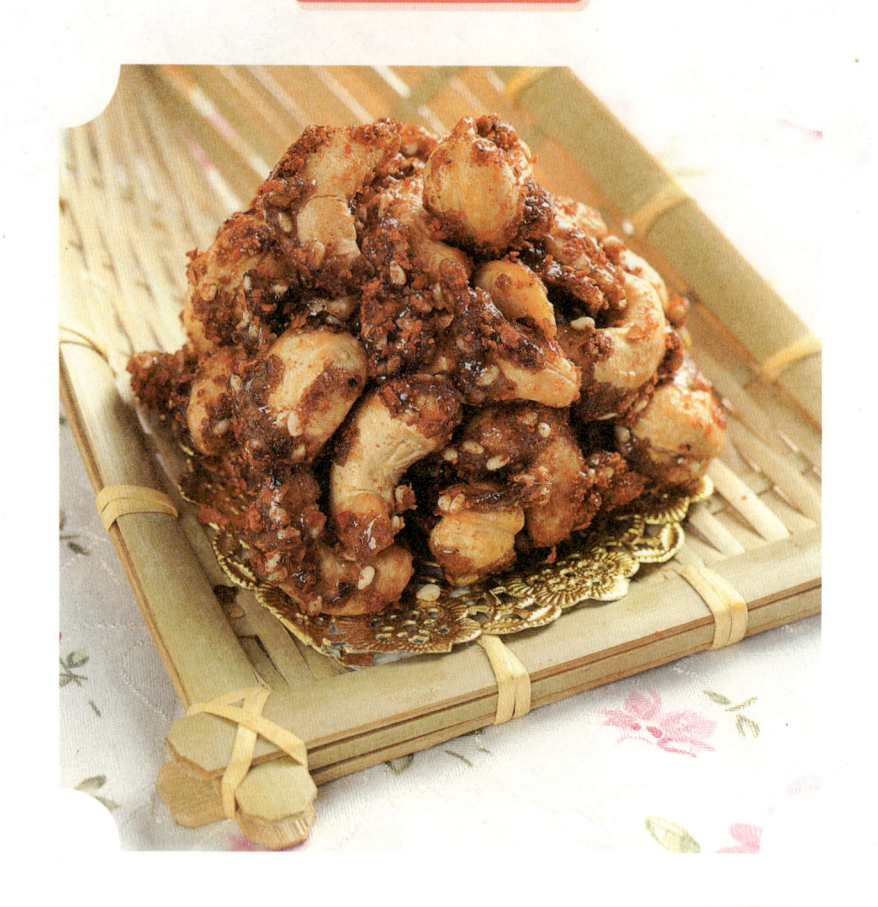

- **主　料**　腰果 300 克
- **配　料**　白糖 100 克，辣椒粉 10 克，花椒粉、五香粉各 5 克，食盐 3 克，味精 2 克

润肠通便　润肤美容　延缓衰老

操作步骤

1. 腰果放温油锅中炸熟，用漏勺捞出冷却。
2. 净锅中加入白糖及少量水，熬至黏稠时，加入辣椒粉、花椒粉、五香粉、食盐、味精搅拌均匀。
3. 把腰果倒入锅中，裹上调料，出锅冷却即可。

薏米百合瘦肉汤

- **主 料** 猪瘦肉、薏米、百合、莲子各适量
- **配 料** 胡萝卜少许,食盐适量

补虚强身
滋阴润燥
美容养颜

操作步骤

1. 薏米、百合、莲子分别洗净,倒入温水中浸泡30分钟;猪瘦肉洗净切成小块;胡萝卜洗净切成小块。
2. 锅中添水,煮沸后放入猪瘦肉焯水1分钟,捞出备用。
3. 锅中添水,煮沸后倒入全部食材,以大火煮沸,再转小火煮2小时,出锅前加食盐调味即成。

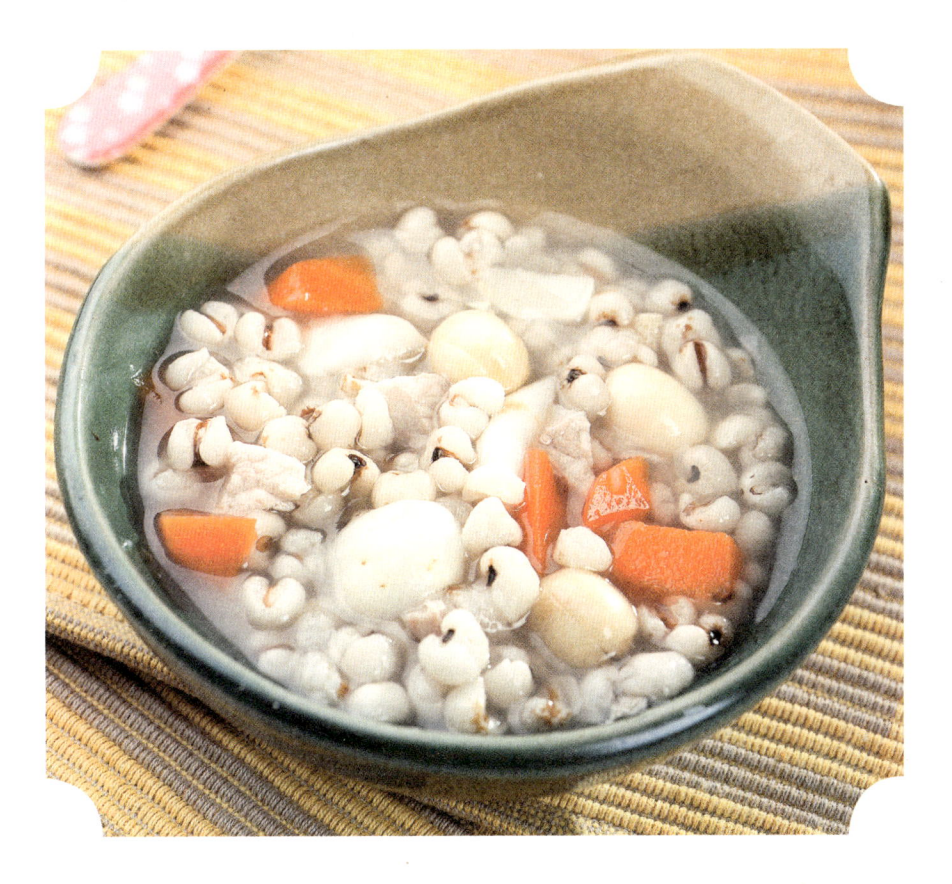

花生蹄花汤

主 料 猪蹄1000克，花生米100克，葡萄干20克

配 料 料酒、食盐、味精、胡椒粉各适量

温和血脉
填肾精
润肌肤

操作步骤

1. 花生米洗净，用清水泡涨；猪蹄剁块洗净，放进加了料酒的清水锅里煮至出浮沫，捞出洗净，沥干备用。
2. 锅中加入清水，放入猪蹄；大火烧开后，加食盐，转小火加盖煮30分钟；放入葡萄干、泡涨的花生米，继续煮2小时，放入胡椒粉和味精即可。

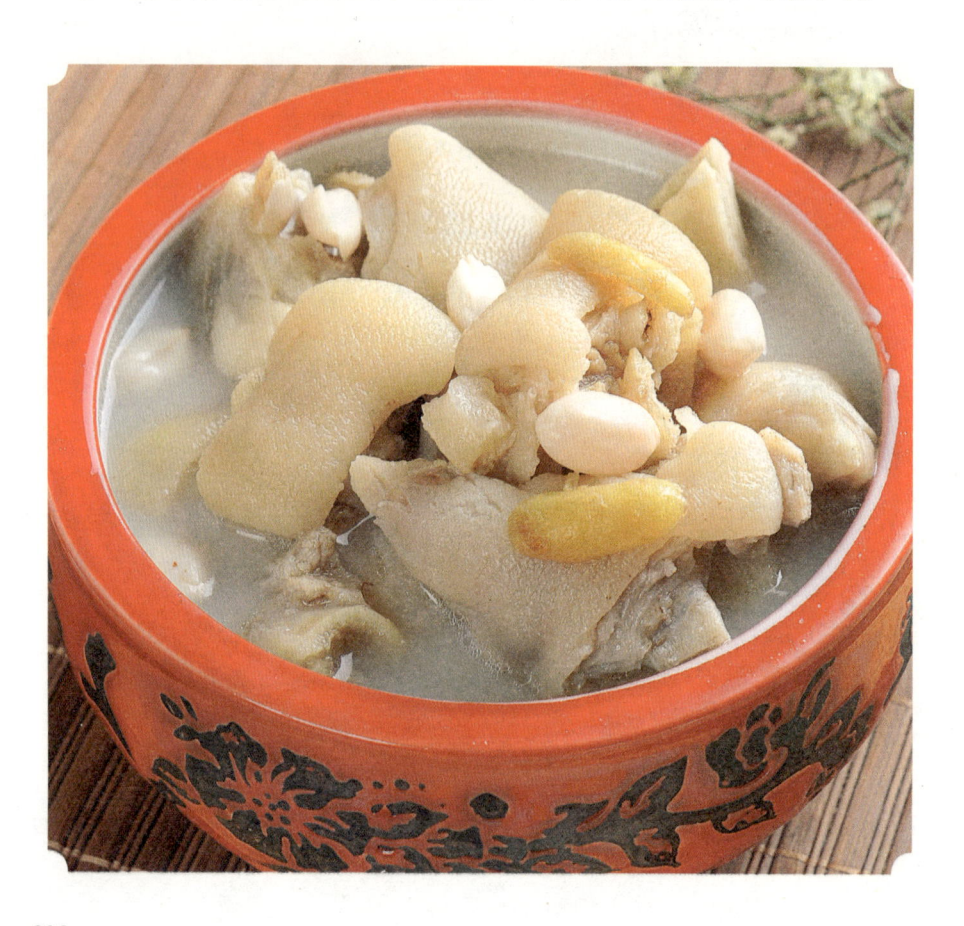

保湿润肤：肌肤吹弹可破 第2章

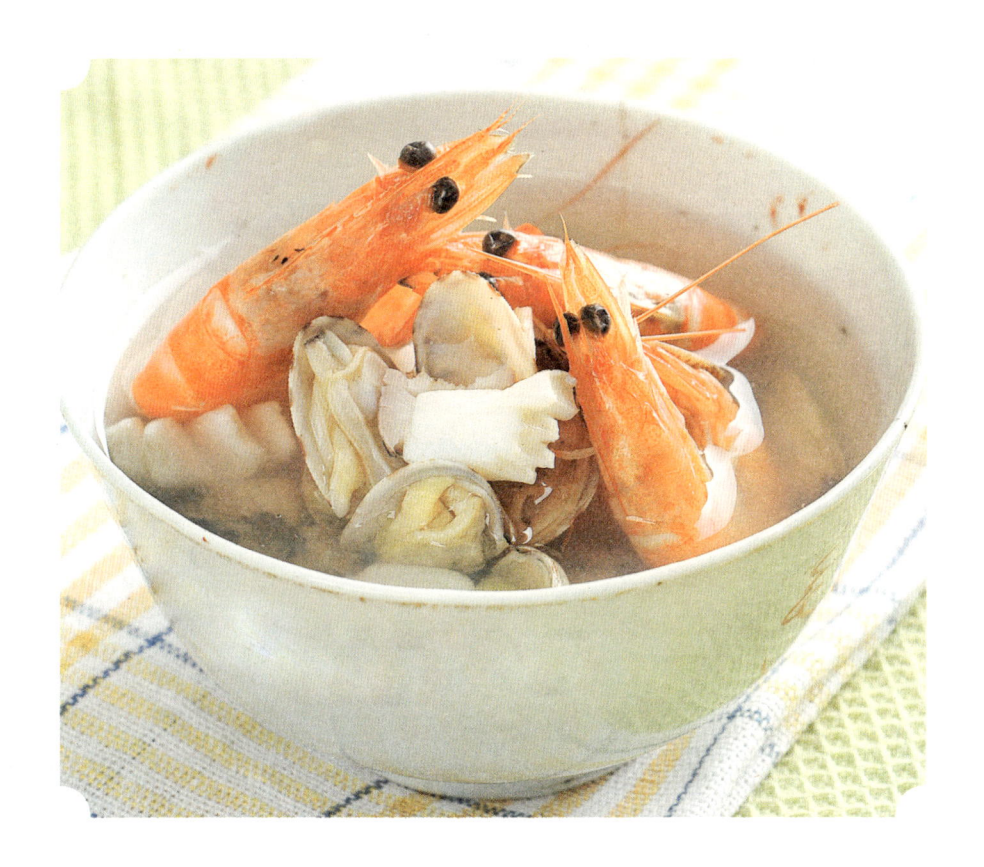

墨鱼蛤蜊鲜虾汤

[主 料] 墨鱼300克，蛤蜊肉、大虾、山药各适量
[配 料] 丁香6克，味精3克，食盐、葡萄酒各少许，鸡汤适量

滋阴明目
滋润皮肤

[操作步骤]

1 将蛤蜊肉和大虾分别洗净；山药去皮洗净，切条；墨鱼除去腹内杂物，洗净，在开水里速烫一遍后切成小片。
2 坐锅上火，放入鸡汤、葡萄酒、丁香、味精和食盐，汤沸后加入墨鱼、蛤蜊肉、大虾、山药，用旺火烧5分钟即可。

猕猴桃雪梨汁

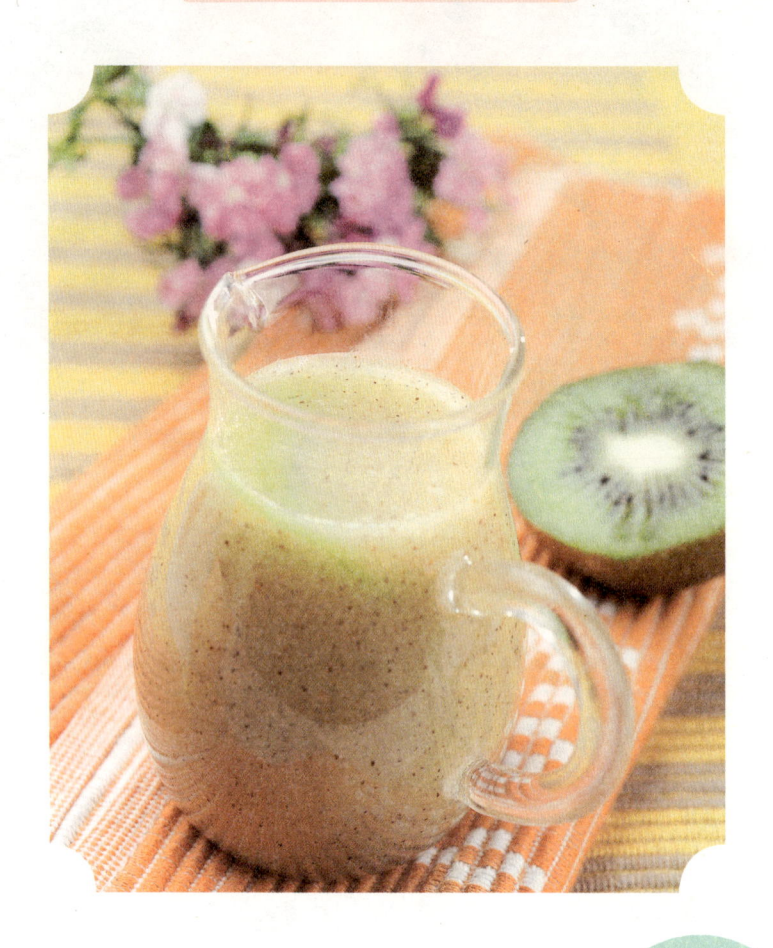

主 料 猕猴桃 150 克，雪梨 200 克

配 料 无

操作步骤

1. 雪梨削皮，去果核，切成小块；猕猴桃去皮去籽，切成小块。
2. 把雪梨块和猕猴桃块放入豆浆机中，加入适量的水，接通电源，按下"果蔬汁"键，直至机器提示做好。
3. 将榨好的猕猴桃雪梨汁倒入杯中即可。

滋阴润燥
排毒养颜

清甜玉米银耳豆浆

主料 玉米、银耳、枸杞、黄豆各适量

配料 无

滋阴润肺
益气清肠
润肤美容

操作步骤

1. 先去除黄豆中的杂物，漂洗干净，然后浸泡6小时，捞出待用；银耳洗净后用热水煮一下待用；枸杞洗净后用开水泡发待用；玉米洗净后切碎待用。
2. 将黄豆、玉米、枸杞、银耳放入豆浆机中，加水到上下水位线之间。
3. 接通电源，按"五谷豆浆"键，直到机器提示豆浆做好。
4. 滤掉豆浆的渣滓，倒入碗中，点缀以银耳和枸杞即可饮用。

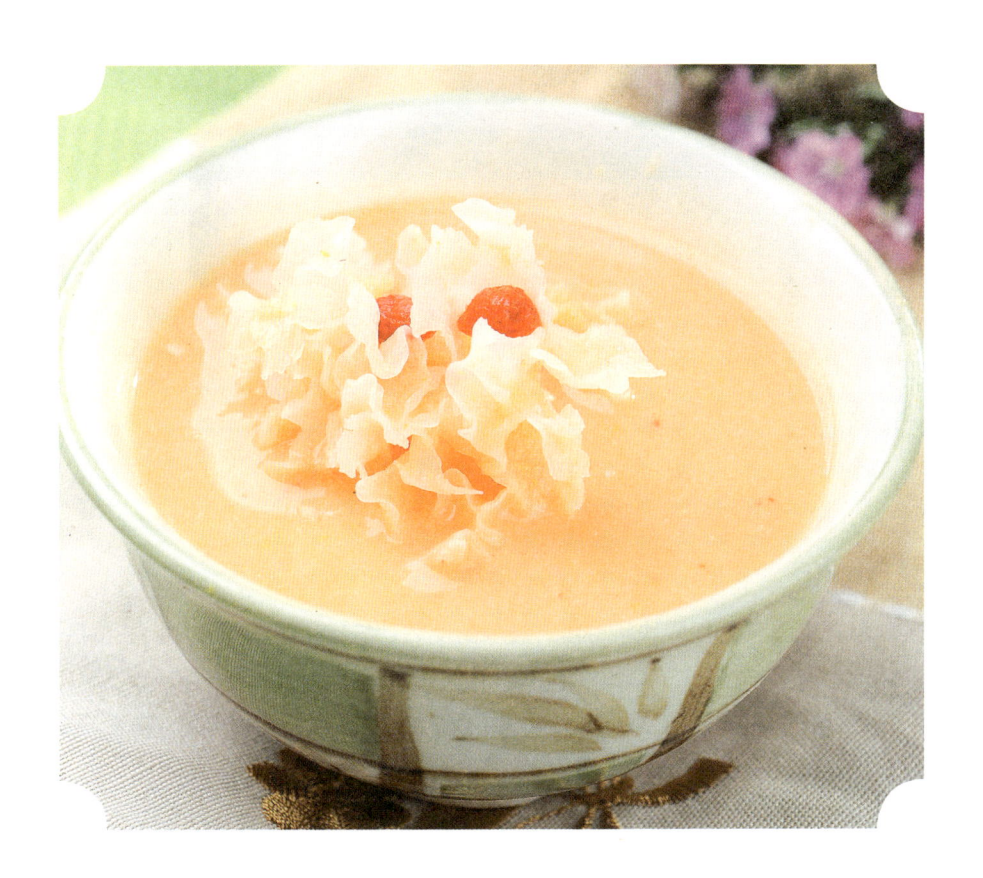

西瓜菠萝柠檬汁

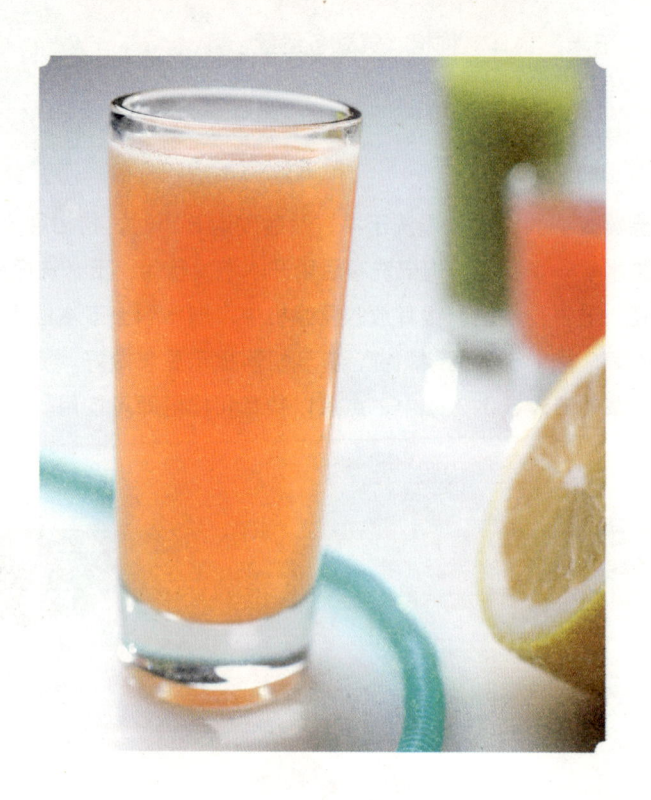

主料 西瓜、菠萝、柠檬各适量

配料 无

滋阴明目
滋润皮肤

操作步骤

1 西瓜去皮去籽，切成块状待用；菠萝削皮后切块待用；柠檬洗净、去皮后切成小块。
2 把西瓜、菠萝、柠檬全部放入豆浆机中，加入适量的水，接通电源，按下"果蔬汁"键，直至机器提示做好。
3 将榨好的西瓜菠萝柠檬汁倒入杯中即可。

桂圆糯米粥

主料 糯米 100 克，桂圆肉 15 克

配料 红糖适量

操作步骤

1. 将糯米淘洗干净。
2. 糯米入锅，加足量水，先用旺火烧开，再转文火熬煮。
3. 待米熬至黏稠状，加入桂圆肉，搅匀，继续煮至粥成。
4. 出锅前加入适量红糖，煮匀即成。

润肤美容
补心益脾
调理贫血

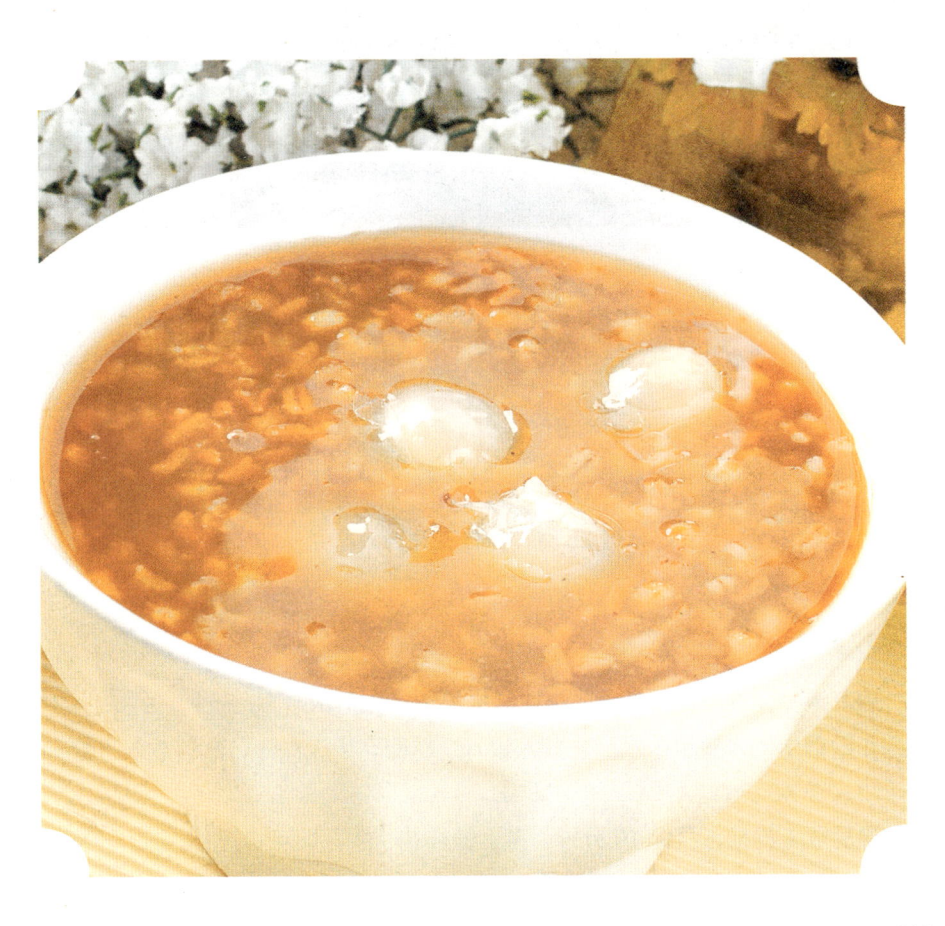

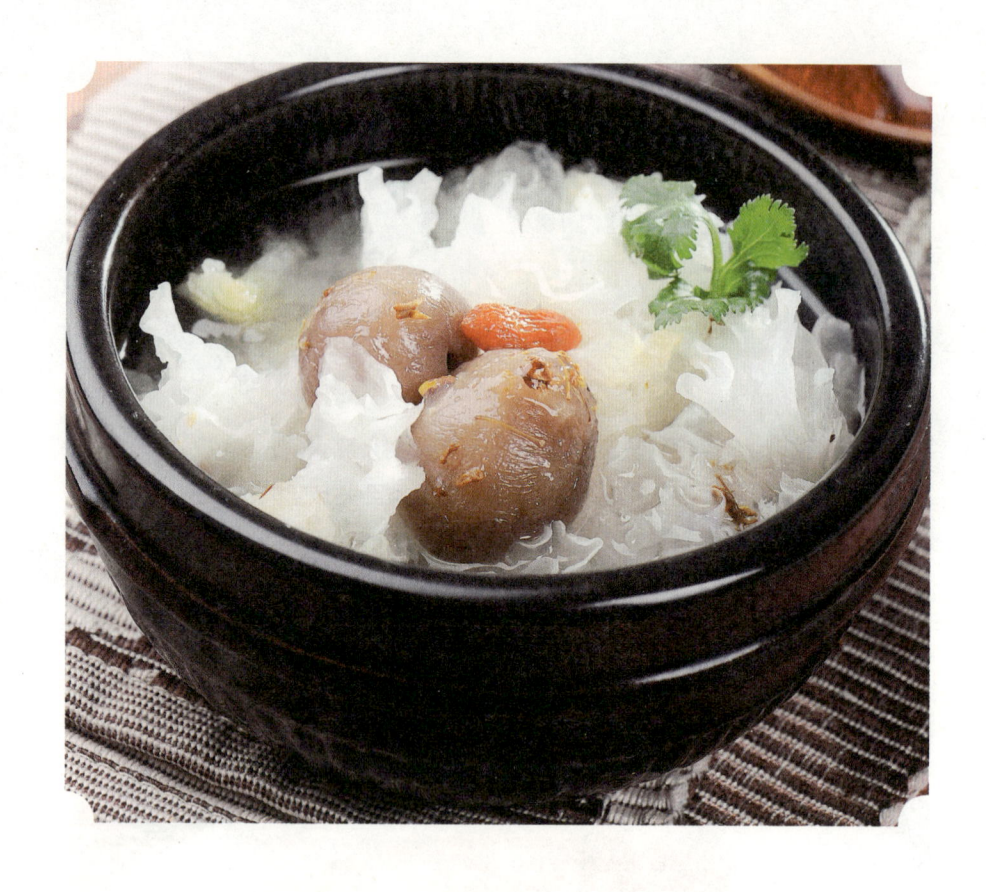

冰糖桂圆银耳羹

主 料 桂圆 20 克，银耳 1 朵

配 料 枸杞 10 克，冰糖 25 克，糖桂花适量，香菜少许

润肤美容
明目补血

操作步骤

1. 银耳泡发，洗净，用手撕成小块；枸杞洗净，用水泡 10 分钟。
2. 在砂锅中倒入适量的水，先放入银耳、桂圆，中火熬开，然后放入冰糖，小火煲 40 分钟。
3. 最后放入枸杞，再煲 10 分钟，撒上糖桂花、香菜即可。

第3章

祛斑无瑕：
皮肤宛若新生

你还在为皮肤上的斑斑点点发愁吗？让食疗来帮你实现拥有光洁无瑕肌肤的梦想吧！食疗可以从内部调理身体的机能，减少斑点的生成，并淡化已有的斑点，让你展现出无瑕的肌肤光彩。

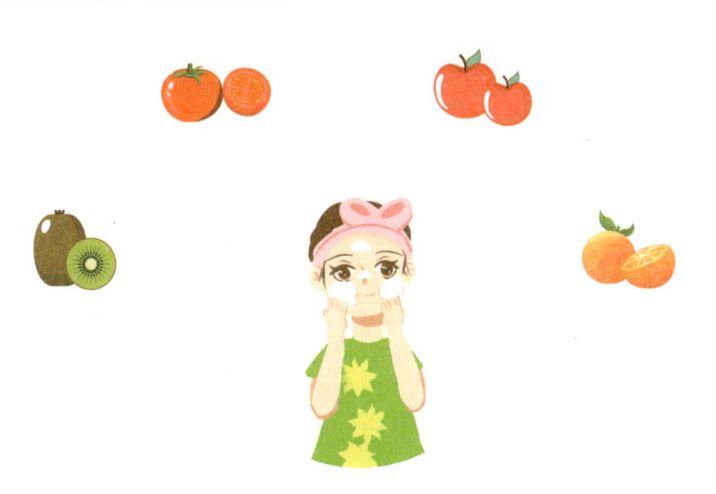

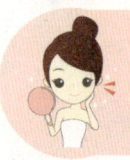

祛除斑点，让面部光洁无瑕

色斑是女性美丽的天敌。不少女性随着年龄的增长，尤其是过了 30 岁，面部皮肤就开始发生变化：晦暗、面色无光、萎黄发青、长斑，尤其是夏季，特别容易长雀斑、蝴蝶斑、黄褐斑、黑斑等，让人烦恼不已。不过长了斑也不必过于担心，因为它是可以防治的。

皮肤长斑的原因

内部原因
激素分泌失调、压力过大、新陈代谢缓慢等。

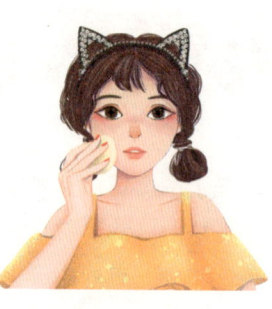

外部原因
紫外线的照射、不良的清洁习惯等。

好的生活习惯让斑点无踪影

我们可以针对皮肤长斑的诸多原因，选择适当的祛斑方式。

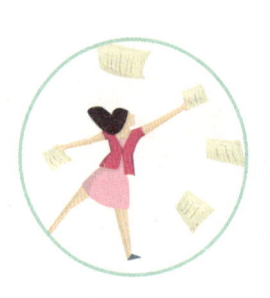

1. 宣泄压力，远离斑点

人面对压力时，会分泌肾上腺素来进行抵抗。如果长期受到压力侵扰，人体新陈代谢的平衡就会被破坏，给皮肤供应营养的速度就会减慢，导致色素细胞变得活跃，这样就容易长斑。所以，无论什么时候，遇到什么事情，都要懂得宣泄压力，做一个快乐的女人，这样斑点才不会找上门。

祛斑无瑕：皮肤宛若新生 第3章

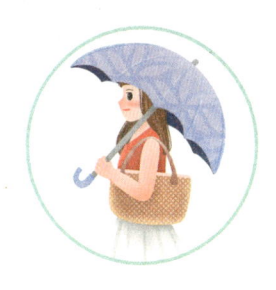

2. 做好防晒工作，对抗紫外线

紫外线的强烈照射是皮肤长斑的主要原因，所以应避免日光直射。在有阳光的日子外出时，要做好防晒工作，如戴遮阳帽、抹防晒霜、打遮阳伞等。

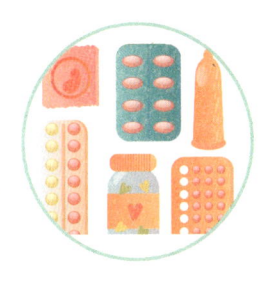

3. 避免服用避孕药，使脸上无斑

生活中很多女性会服用避孕药来避孕，殊不知避孕药可能会导致激素分泌失调，使色素变化，进而长出色斑。如果因为服用避孕药而长出色斑，减少服用剂量后斑点还是存在的话，那就有必要换一种避孕方式，尽量减少避孕药的服用。

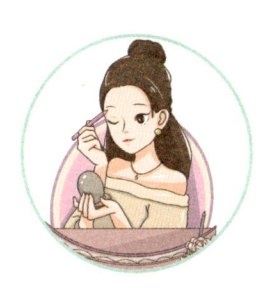

4. 选择适合自己的化妆品

所谓"爱美之心人皆有之"，很多女性都有化妆的习惯。但若使用了不适合自己的化妆品，就有可能产生皮肤损伤、过敏等问题，而皮肤为了抵御外界的侵害，会在有炎症的地方聚集色素，导致色素沉着。所以，要选购适合自己的化妆品，适当使用。

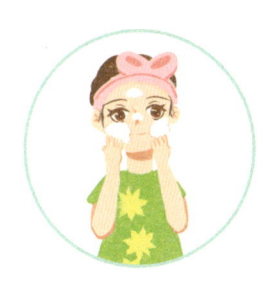

5. 洗脸时用冷热水交替冲洗

洗脸时，用冷水、热水交替冲洗脸上长斑的部位，可促进这些部位的血液循环，使黑色素加速分解。

祛斑食物助你远离斑点

日常生活中，许多食物都有祛斑的作用。

047

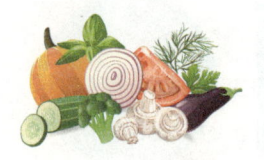

各类新鲜蔬菜：大部分蔬菜如番茄、丝瓜、冬瓜、花菜、卷心菜、土豆等，都含有丰富的维生素C，能消退色素、美白润肤。

豆制品：豆制品中含有丰富的维生素E，而维生素E能够破坏自由基的化学活性，既能抑制皮肤衰老，又能防止色素沉着于皮肤，所以豆制品对消除黄褐斑有一定的辅助作用。

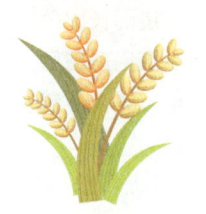

带谷皮类食物：带谷皮类食物富含维生素E，能有效抑制过氧化脂质的产生，从而干扰黑色素的沉着。

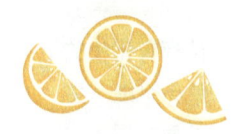

柠檬：柠檬中含有的枸橼酸，能有效防止皮肤色素沉着。另外，用柠檬制成的沐浴剂也能使皮肤滋润光滑。

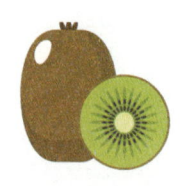

猕猴桃：猕猴桃中含有丰富的维生素C，能有效抑制皮肤内的多巴胺氧化，将深色色素转化为浅色色素，并能干扰黑色素的形成，预防色素沉着，使皮肤白皙无瑕。

除了柠檬、猕猴桃，还有一些水果也是深藏不露的祛斑水果，如苹果、荔枝、橙子、桂圆、樱桃、樱桃番茄等。

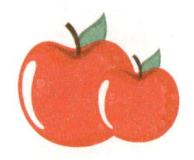

苹果：苹果中含有丰富的维生素C，经常吃苹果可以消除雀斑、黑斑、暗疮等，使皮肤细滑、白腻、滋润。而且苹果中还含有丰富的纤维质和果胶，有助于清除体内垃圾，排毒养颜。

祛斑无瑕：皮肤宛若新生 第3章

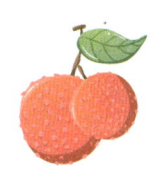

荔枝：荔枝中含有丰富的维生素，常吃荔枝能够促进血液循环，防止色斑生成。但需注意的是，荔枝含糖量较高，长期吃荔枝可能会导致龋齿，所以吃完荔枝后要尽快漱口。糖尿病患者建议少吃荔枝。

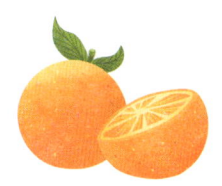

橙子：橙子中含有丰富的胡萝卜素、维生素C等有益皮肤的营养素，不但有美容防晒的功效，还能有效抑制黑斑的形成。

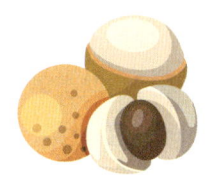

桂圆：桂圆具有开胃益脾、养血安神、补虚长智、壮阳益气的功用。若气血不足，容易有面容憔悴、斑纹、暗沉等问题，可多吃桂圆来辅助治疗、调养。

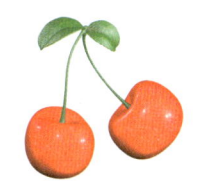

樱桃：樱桃中含有丰富的维生素C，能有效抵制黑色素的形成，有美白肌肤的作用。樱桃中还含有丰富的果酸，能促进肌肤的新陈代谢，有效防止肌肤衰老。

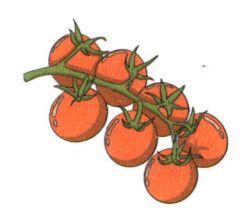

樱桃番茄：番茄中富含维生素C、番茄红素，能干扰黑色素的沉着，所以常吃番茄能淡化雀斑、保养皮肤。

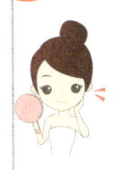

> **温馨贴士**
>
> 不少女性身体不适，经过一段时间的调养后，身体状况会有所好转，但是色斑却没有很快消失。别担心，因为色素沉着有一个过程，变淡也要有一个过程，不要因为短期看不到效果而失去信心。

食疗养颜

中药祛斑，从根本上改善肤质

中医认为，人体是一个有机的整体，皮肤作为机体最外层的一部分，与五脏六腑、气血、经络有着密切的关系。只有身体中五脏六腑功能正常，气血充盈，经络通畅，皮肤才会变得自然光洁，没有斑点。若是功能失调，气血瘀滞，经脉阻滞，脸上皮肤便会沉着色素，斑点密布。所以，若在食疗的基础上配合服用理气类的药物，便能补肾益气、活血调经，有效活血祛瘀，从根本上祛除肌肤瑕疵，使皮肤变得洁净无瑕。常见的药材有当归、桃仁、丹参、红花、牛膝等。

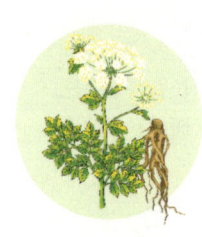

当归

当归被称为"妇科圣药"，有润肠通便、补血活血、调经止痛的功能，可用于月经不调、闭经、痛经、血虚萎黄、虚寒腹痛、肠燥便秘等病症，也可用于治疗女性经、带、胎、产等各种病症。

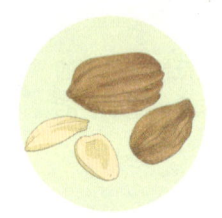

桃仁

桃仁具有润燥滑肠、破血行瘀的作用，常用于治疗痛经、癥瘕痞块等症。

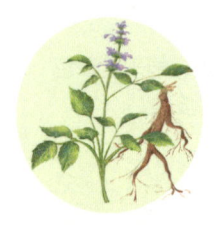

丹参

丹参具有清心安神、祛瘀止痛、活血、凉血的作用，常常与川芎配伍治疗月经不调、经闭经痛、癥瘕痞块等症。

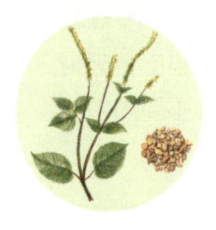

牛膝

牛膝具有活血散瘀的功效，可用于治疗闭经、痛经、产后血瘀腹痛、下肢痿软、腰膝酸痛、癥瘕、咽喉肿痛等症。

祛斑无瑕：皮肤宛若新生 第3章

祛斑面膜，贴出你的美丽

一些面膜对于祛斑有很好的作用，尤其是某些中草药面膜，在治疗黄褐斑、面部皮炎等方面都有很好的效果。

比如，将白茯苓研磨成细细的粉末，与适量蜂蜜调成糊状，洁面后敷在脸上20分钟，然后洗去，可以滋养肌肤，淡化黄褐斑、老年斑。

还有些面膜，成分中有珍珠、当归、人参等，可有效淡化色斑、皱纹，起到退斑增白的作用。

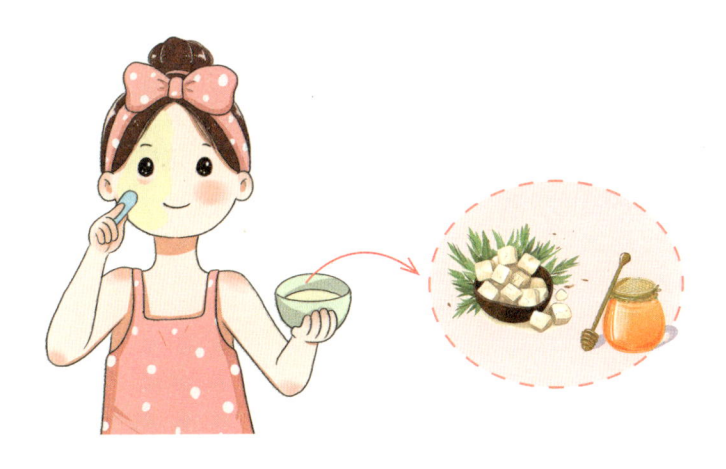

按摩，给面部活血祛斑

有些人面部长斑，是因为气血运行不好，有瘀滞，所以，在出现斑块的皮肤上按摩，可以使色斑处表皮与真皮间积聚的黑色素松动，进而向外扩散，达到局部活血祛斑的目的。当然，这里的按摩不同于穴位按摩。

★ **指按法**

将拇指伸直，其余四指握起，然后用拇指端点压斑面中心，按压方向要与斑点垂直，用力由轻到重，持续稳定，不要猛然发力或发力后摇动。这样按摩，可使刺激充分到达表皮与真皮间。

★ 指揉法

用拇指肚在斑点上画圆圈转动，每分钟 50~60 圈，用力不要太大，动作需轻柔缓和、协调有节奏，这个按摩动作可作用于表皮与真皮之间。在每个按压点上按半分钟左右，让按压后的色素小范围松动，向外扩散。

★ 指抹法

用拇指侧部和食指端部，在点按的部位由内向外做直线移动，用力要均衡，速度要缓慢，动作要协调。这样可将揉松的黑色素向四周扩散。

★ 掌摩法

先用两掌心对擦，产生热量后，将掌面放在斑面上，做环形而有节奏的摩动，每分钟 50~60 次，顺时针、逆时针均可。这样可使已局部扩散的色素向更广泛的范围扩散，有利于色素的快速吸收。

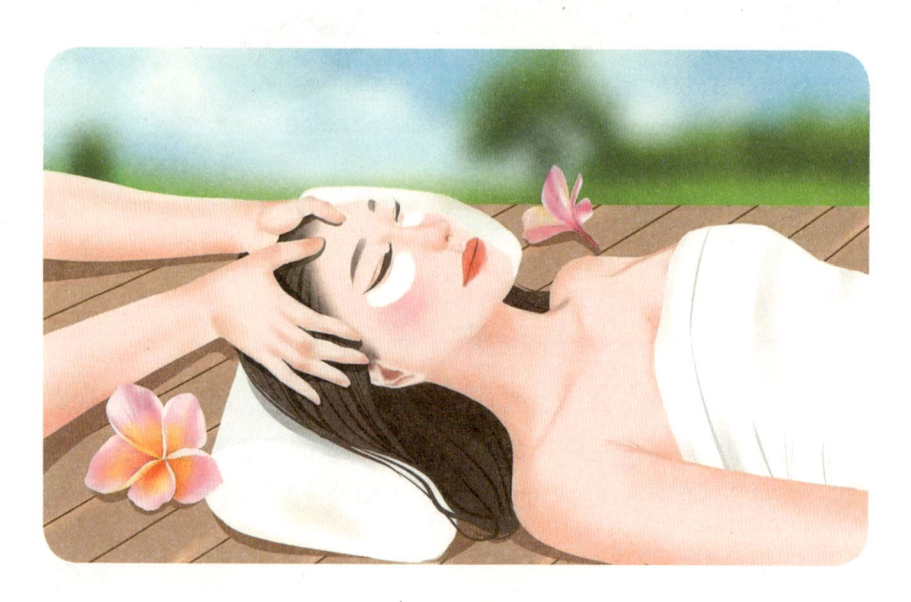

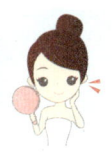

祛斑食谱，助你做无瑕美人

人体各种肌肤斑点与瑕疵产生的根本原因在于人体气血瘀滞，除了用祛斑面膜、按摩，调整饮食也可以起到淡斑和祛斑的作用。试试下面推荐的祛斑食谱吧！

锅塌番茄

主料 番茄200克，鸡蛋4枚，蒜薹50克

配料 食盐、面粉、大葱、食用油各适量

淡化色斑 延缓衰老

操作步骤

1. 番茄洗净，切成2厘米厚的片，撒上少许食盐，腌入味。
2. 鸡蛋打入碗中，抽打起泡；蒜薹切段；大葱切丝。
3. 炒锅注油烧至四五成热，将番茄两面蘸上面粉，再蘸匀鸡蛋液，逐片下入油锅中，将两面均炸成金黄色，盛入盘中，撒上葱丝、蒜薹段即可。

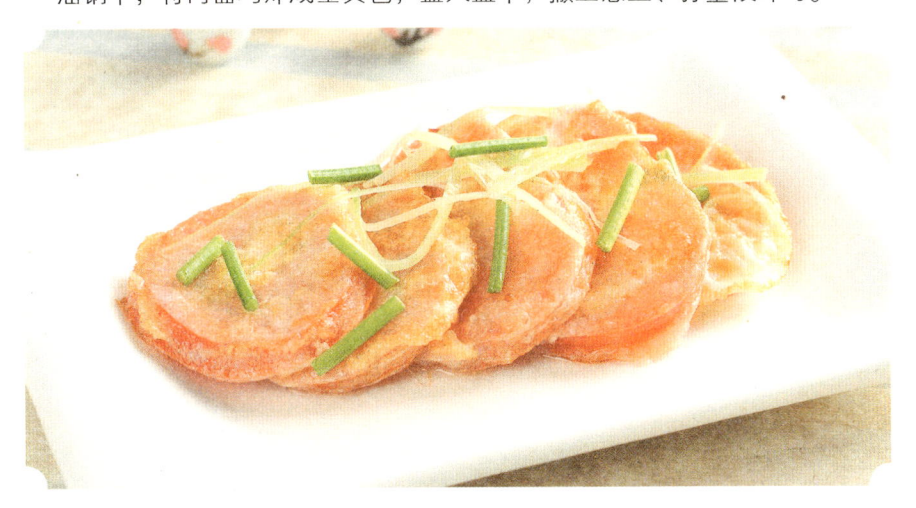

凉拌金橘豆腐

主　料　嫩豆腐 200 克，金橘 250 克

配　料　冰糖 50 克，麦芽糖 25 克，蜂蜜 50 克，香醋、姜汁各 15 克，食盐 5 克，葱花少许

益气和中
滋阴生津
润肤明目

操作步骤

1. 金橘洗净切片，放进锅里，加适量清水（以刚没过金橘为宜）、冰糖，煮沸后改小火，冰糖溶化后加麦芽糖，稍煮即可盛出，晾凉后加蜂蜜拌匀。
2. 嫩豆腐切片，放入盘中，另取一个碗加入 5 勺糖渍金橘、1/2 杯清水、香醋、姜汁、葱花、食盐，淋入嫩豆腐中，腌片刻入味后即可食用。

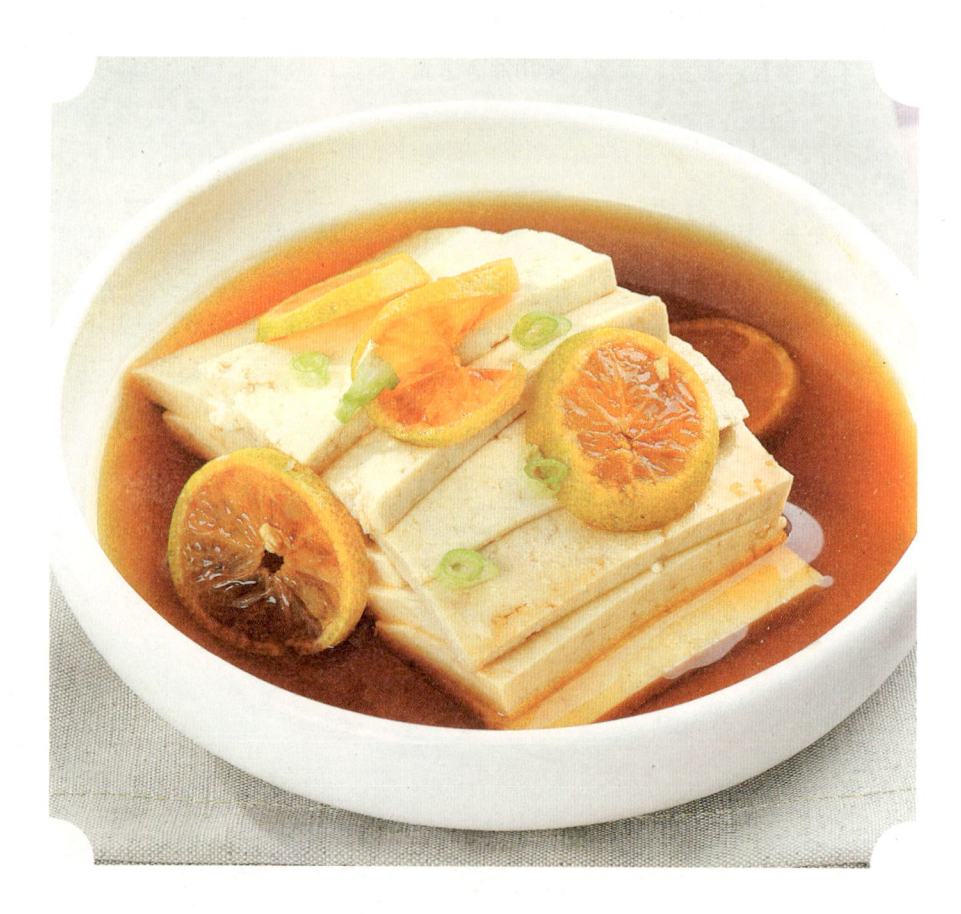

祛斑无瑕：皮肤宛若新生 第3章

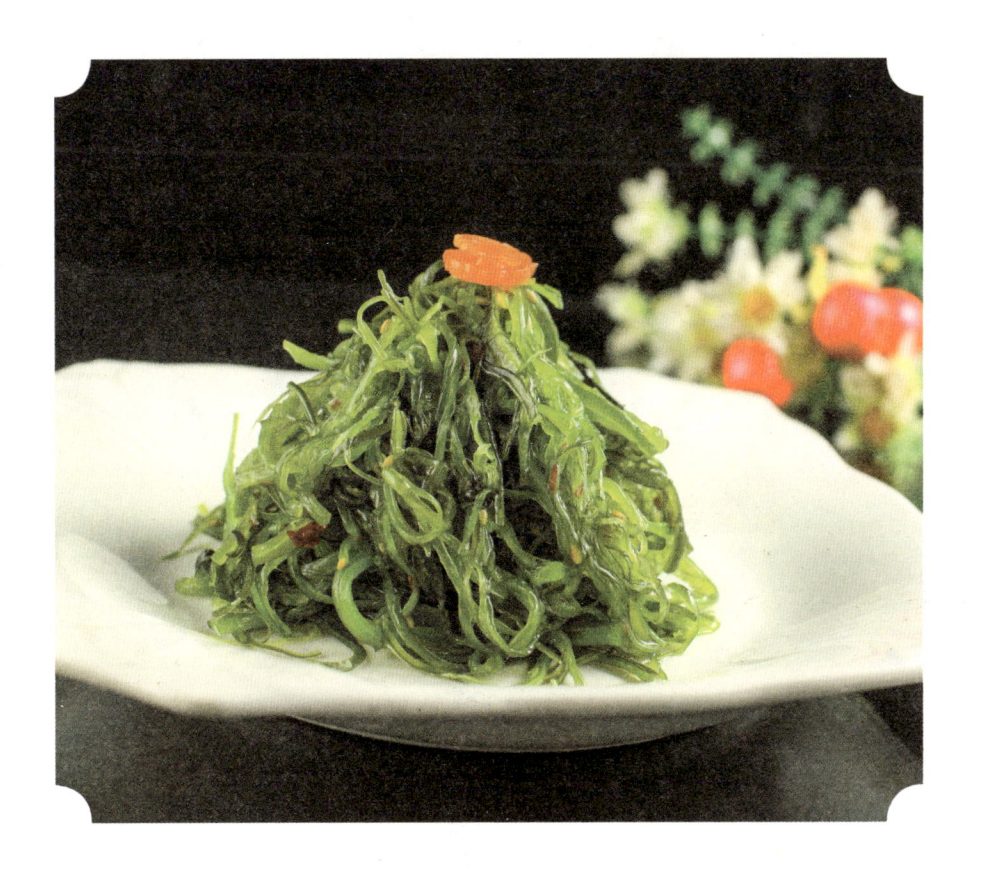

凉拌海藻

主料 干海藻350克

配料 枸杞10粒，食盐、味精、酱油、红油、花椒油、芝麻油各适量

凉血解毒
美颜祛斑

操作步骤

1. 干海藻用开水泡发，过一下水，捞出，沥干水分；枸杞洗净，用开水泡软。
2. 将适量的食盐、味精、酱油、红油、花椒油、芝麻油调匀制成调味汁。
3. 将调味汁与海藻、枸杞拌匀，装盘即可。

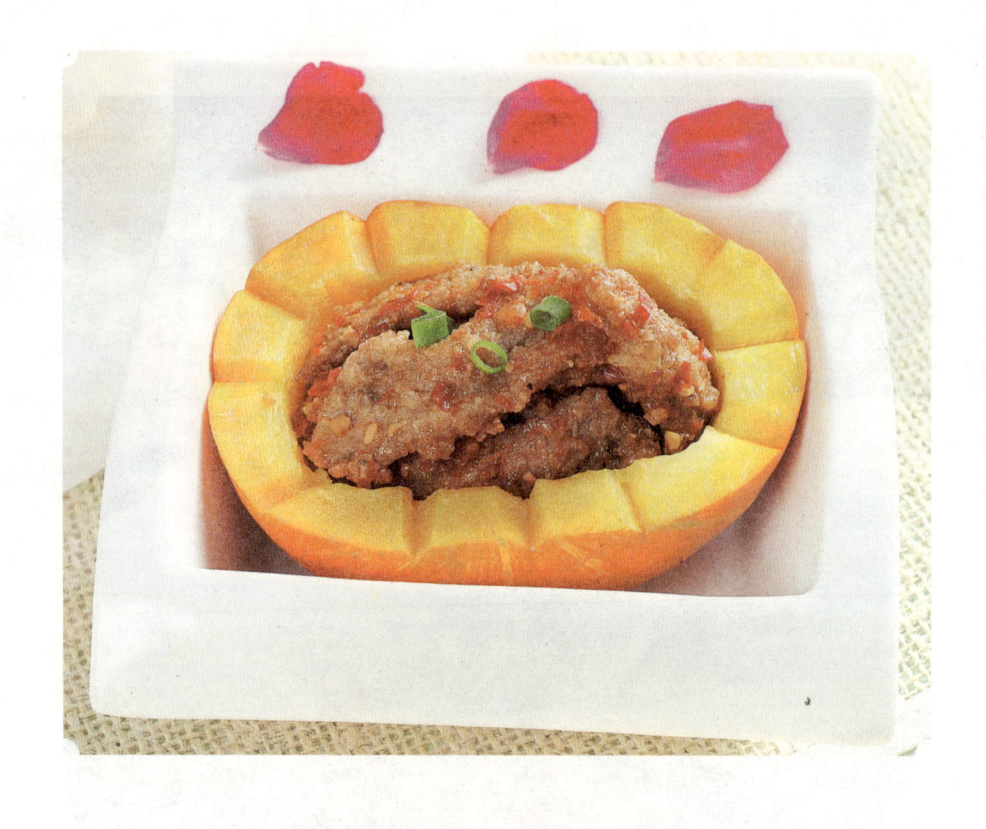

南瓜粉蒸肉

主 料 　五花肉 400 克，南瓜半个

配 料 　蒸肉粉 2 盒，料酒、酱油各 15 克，甜面酱 20 克，辣椒酱、糖各 10 克，蒜末 10 克，葱花 5 克

补中益气
美颜祛斑

操作步骤

1. 五花肉洗净，去皮，切成肉蓉，放入料酒、酱油、甜面酱、辣椒酱、蒜末、糖和适量清水拌匀腌渍半小时。
2. 南瓜洗净，将瓜瓤刮净，切花边，放在蒸碗内。
3. 将蒸肉粉拌入五花肉中，均匀裹上一层后，将五花肉放在南瓜里，入锅以大火蒸半小时，出锅撒上葱花即可。

祛斑无瑕：皮肤宛若新生 第3章

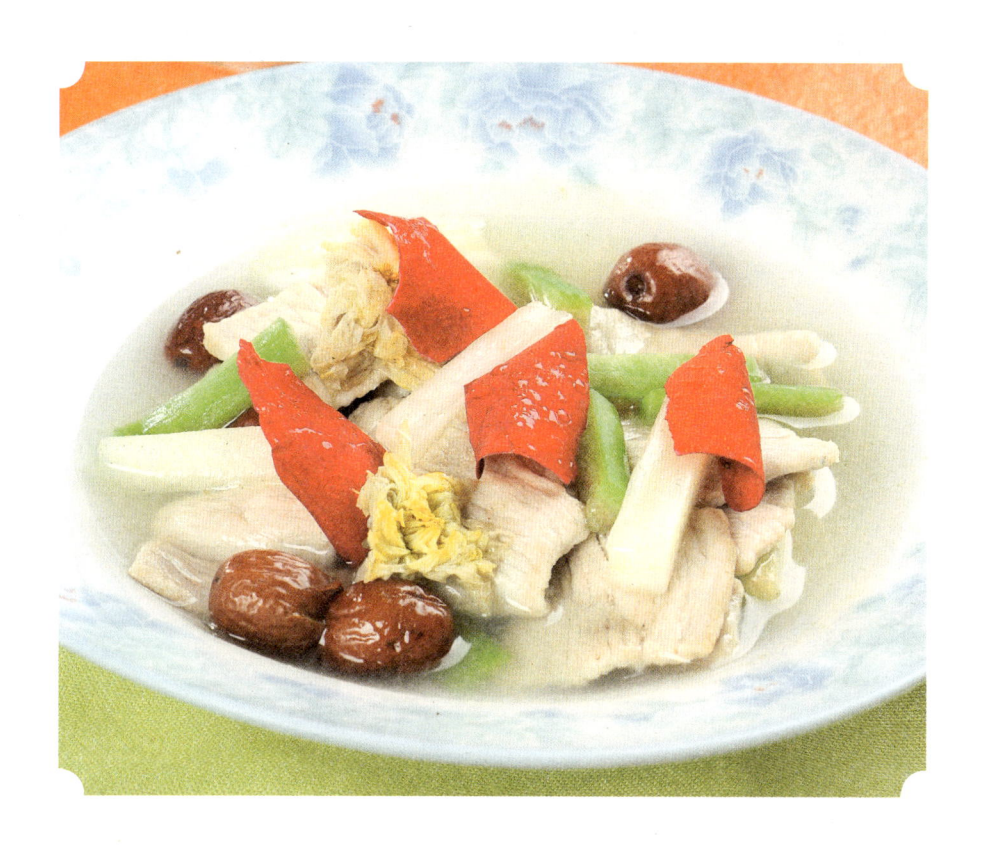

白菊肉片

- **主 料** 猪瘦肉 200 克
- **配 料** 白菊 15 克，红枣 10 枚，冬瓜 100 克，丝瓜 150 克，红椒 50 克，湿淀粉、食盐、黄酒、清汤各适量

凉血解毒
美颜祛斑

操作步骤

1. 猪瘦肉切成薄片，用食盐、黄酒、湿淀粉抓匀上浆；冬瓜、丝瓜洗净，分别切条；红椒洗净，切片；红枣洗净待用。
2. 锅内放入清汤，烧开后，放入肉片、冬瓜、丝瓜、白菊、红枣、红椒，煮约 15 分钟，再放入食盐调味即成。

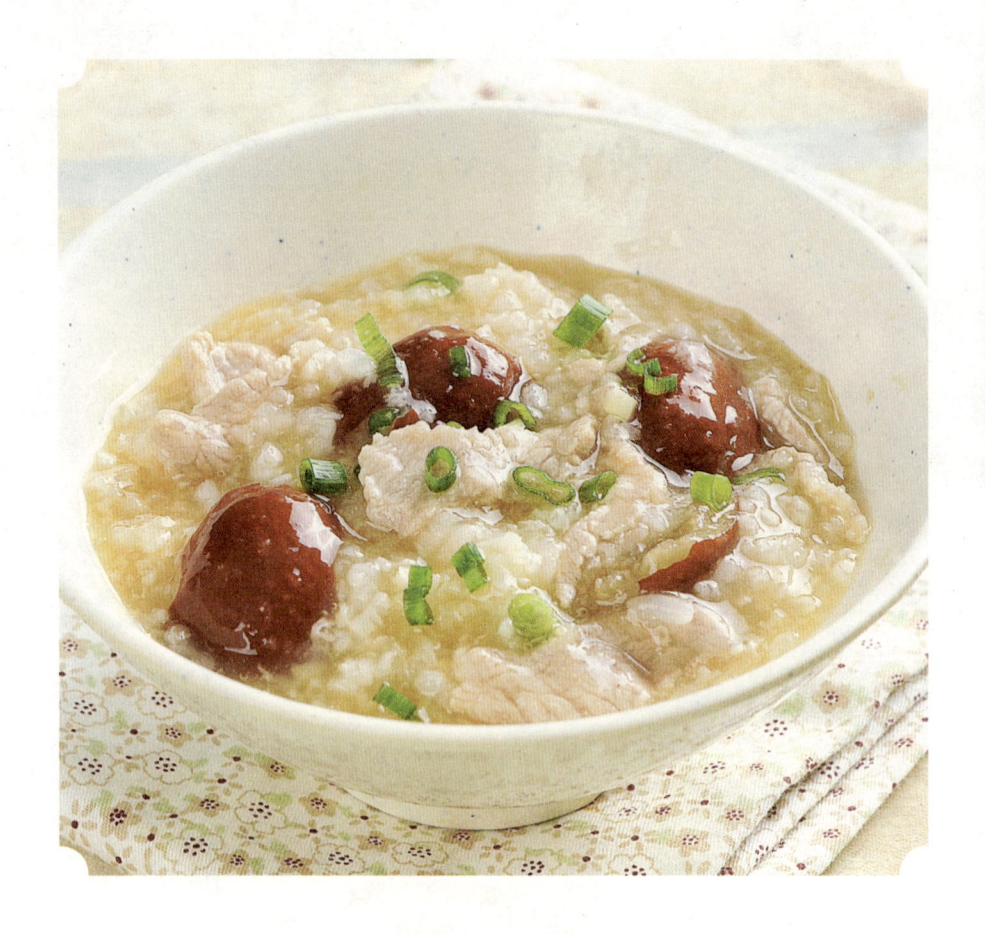

红枣羊肉糯米粥

[主 料] 糯米 150 克，红枣 25 克，羊肉 50 克

[配 料] 姜末 5 克，食盐、味精各 2 克，葱花适量

[操作步骤]

1. 红枣洗净，去核备用；羊肉洗净，切片，用开水汆烫，捞出；糯米淘净，泡好。
2. 锅中加适量清水，放入糯米，大火煮开，放入羊肉、红枣、姜末，转小火熬煮，待粥熬出香味，加食盐、味精调味，最后撒入葱花即可。

养血补肾
减少雀斑

豆腐骨汤

主 料 豆腐块适量

配 料 虾仁、鸡蓉、油菜、骨头汤各适量，食盐少许

补肾壮阳
益气通络
祛斑美容

操作步骤

1. 虾仁切碎，加入鸡蓉拌匀，然后捏成小丸；油菜洗净备用。
2. 锅置火上，倒入骨头汤烧开，加入豆腐块、虾仁丸，以小火烧煮，煮熟时加入油菜，最后加食盐调味即可。

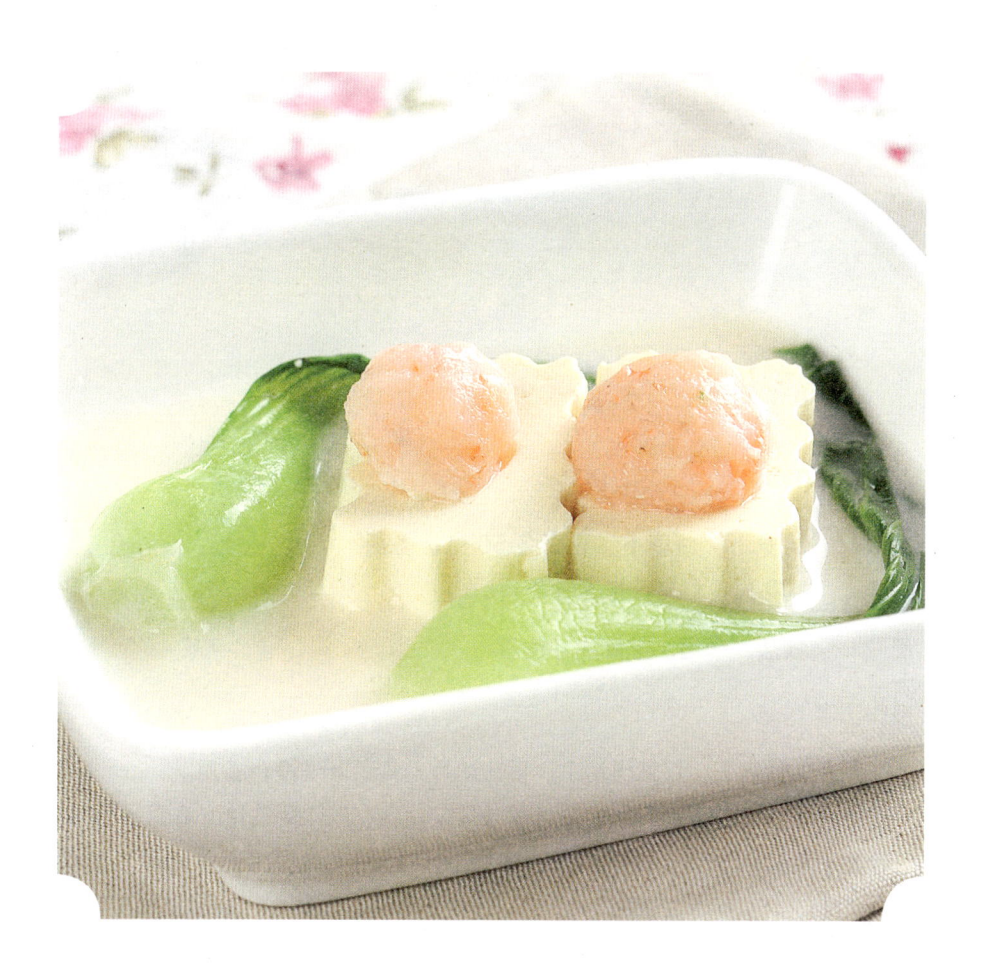

食疗养颜

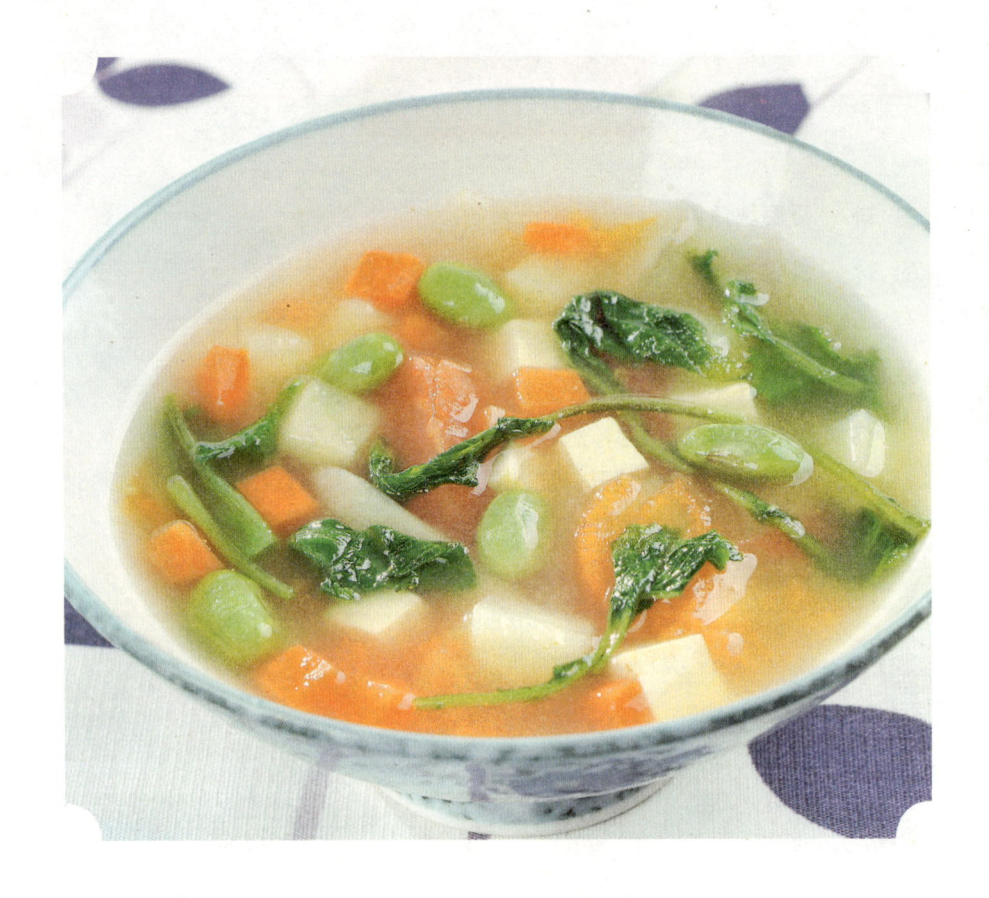

素罗宋汤

主 料 胡萝卜、白萝卜、豆腐各50克,番茄100克,青豆、青菜叶各20克

配 料 食盐、米酒、芝麻油各适量

操作步骤

1 胡萝卜、白萝卜、豆腐均切丁;番茄切片;青菜叶洗净,备用。
2 锅中加水,放入胡萝卜丁、白萝卜丁、豆腐丁、番茄片、青豆,煮沸后放入食盐和米酒,转小火煮约40分钟,再放入青菜叶略煮,淋入芝麻油即成。

美容护肤
淡化色斑

滋颜祛斑汤

主 料 绿豆、红豆、百合各 30 克
配 料 糖适量

清热解毒
润肤祛斑
美容养颜

操作步骤

1. 将绿豆、红豆、百合洗净,用清水浸泡 30 分钟。
2. 锅中加适量清水,放入泡好的材料,大火煮开后,改小火煮到豆烂。
3. 依个人喜好,加糖调味即可。

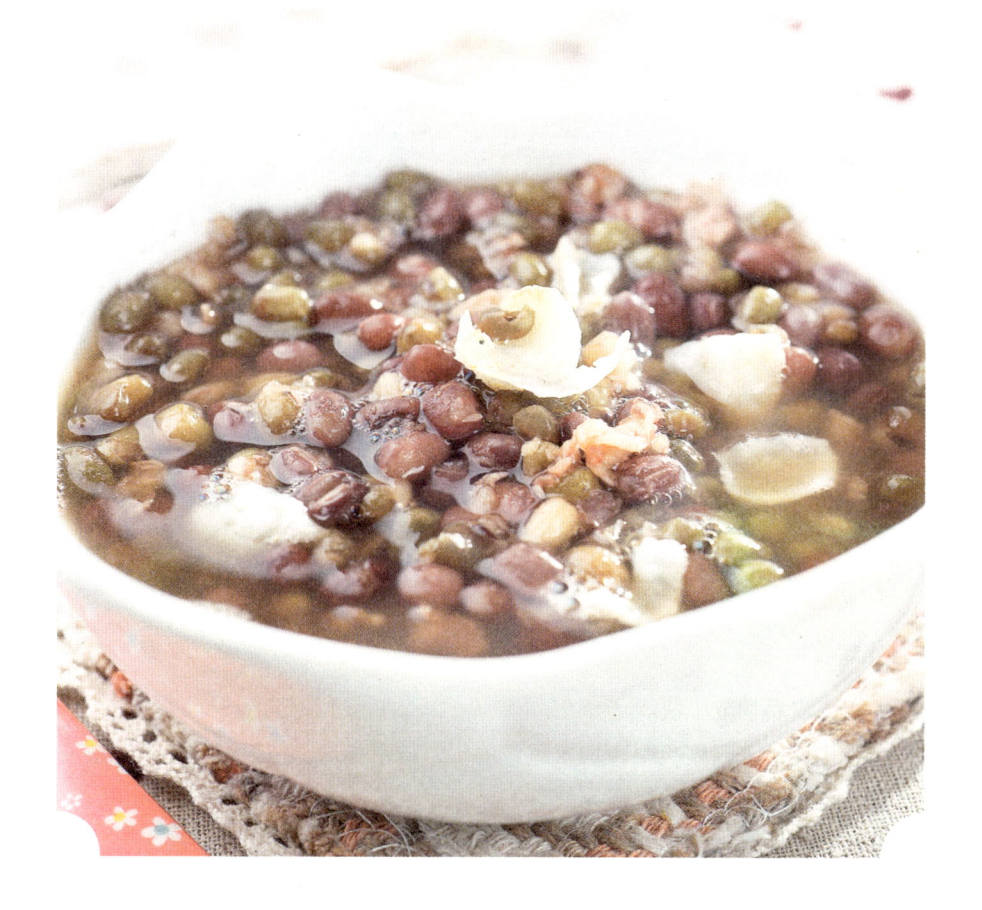

食疗养颜

蜂蜜柠檬汁

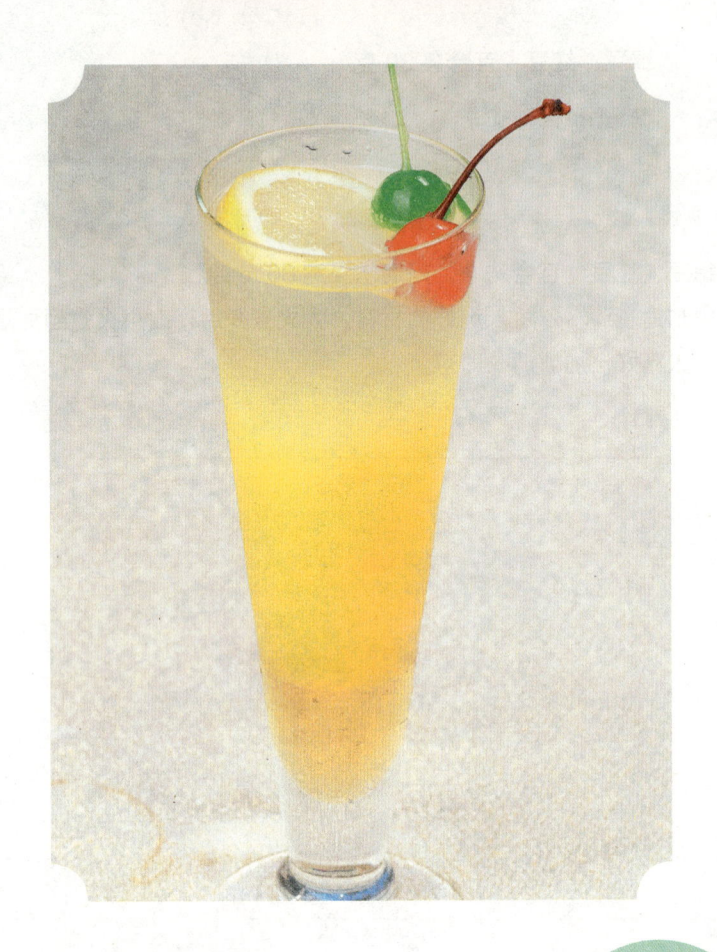

[主 料] 柠檬、蜂蜜各适量

[配 料] 无

[操作步骤]

1 柠檬去皮后切成小块。
2 把柠檬块放入豆浆机中，加入适量的水，接通电源，按下"果蔬汁"键，直至机器提示做好。
3 将榨好的柠檬汁倒入杯中，加入适量蜂蜜即可。

生津解毒
祛斑美白

祛斑无瑕：皮肤宛若新生 第3章

圣女果白菜苹果汁

主料 苹果100克，圣女果200克，白菜50克
配料 无

促进血液循环
祛斑美容

操作步骤

1. 苹果削皮，切开后去核，切成块；圣女果用清水洗净，对半切开；白菜择洗干净，切成块。
2. 把所有食材一起放入豆浆机中，加入适量的水，接通电源，按下"果蔬汁"键，直至机器提示做好。
3. 将榨好的圣女果白菜苹果汁倒入杯中即可。

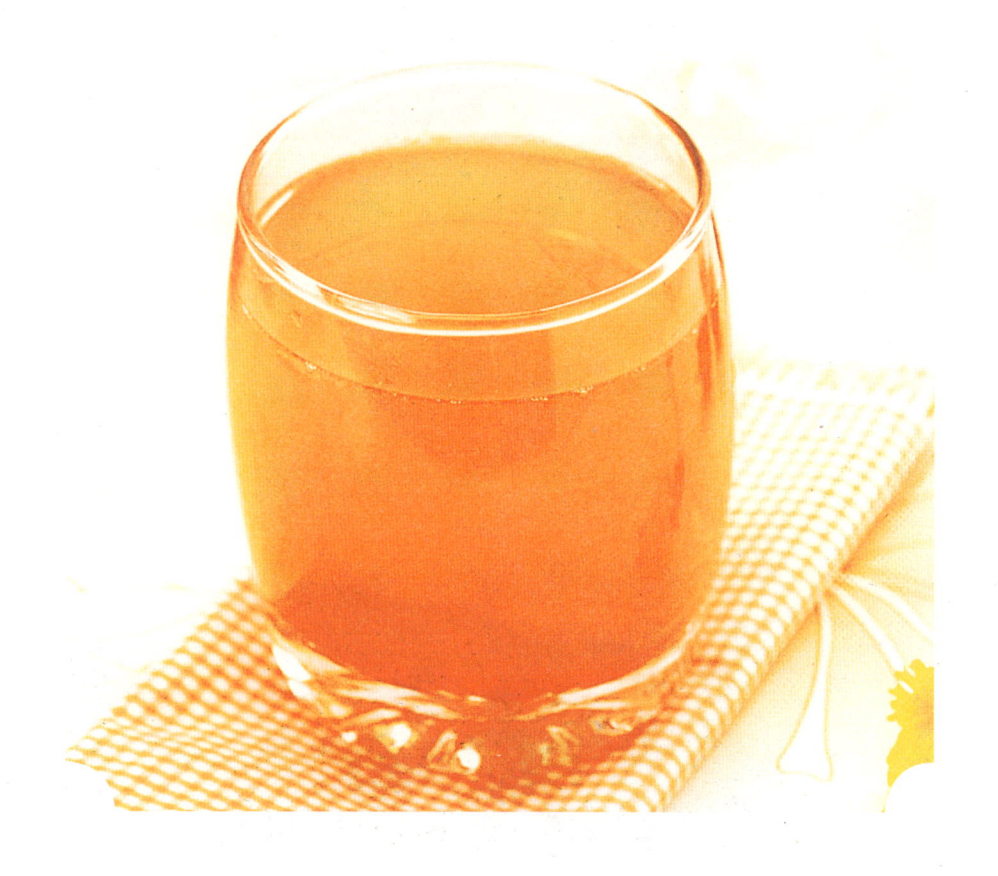

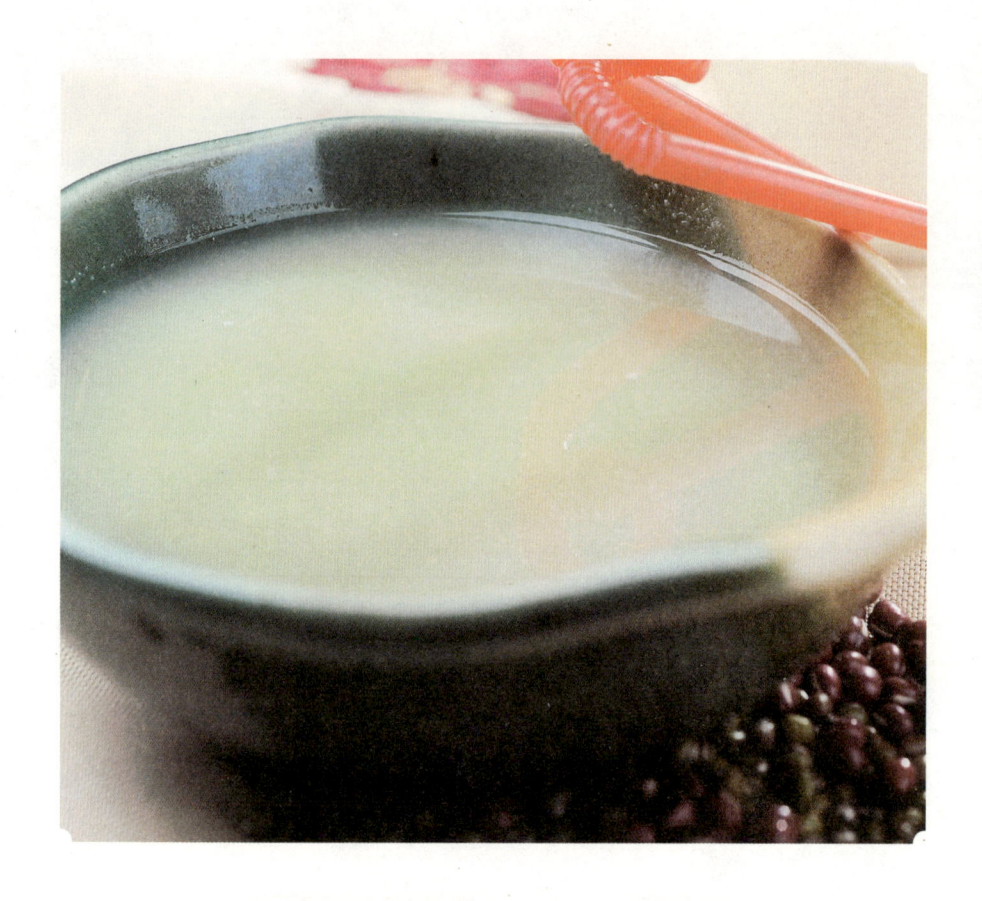

食疗养颜

薏米红绿豆豆浆

主料 薏米、红豆、绿豆各适量

配料 无

操作步骤

1. 先去除红豆、绿豆、薏米中的杂物，漂洗干净，然后浸泡6小时，捞出待用。
2. 将经过浸泡的薏米、红豆、绿豆一起放入豆浆机中，加水到上下水位线之间。
3. 接通电源，按"五谷豆浆"键，直到机器提示豆浆做好。
4. 滤掉豆浆的渣滓，倒入碗中即可饮用。

美容护肤
减缓色斑

燕麦核桃仁粥

主 料 燕麦 50 克，核桃仁 30 克
配 料 白糖 3 克，玉米粒、鲜奶各适量

操作步骤

1. 燕麦泡发洗净。
2. 锅置火上，放入燕麦、核桃仁、玉米粒同煮至浓稠状，倒入鲜奶稍煮，调入白糖拌匀即可。

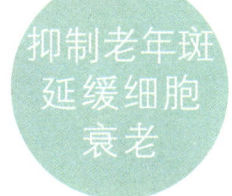

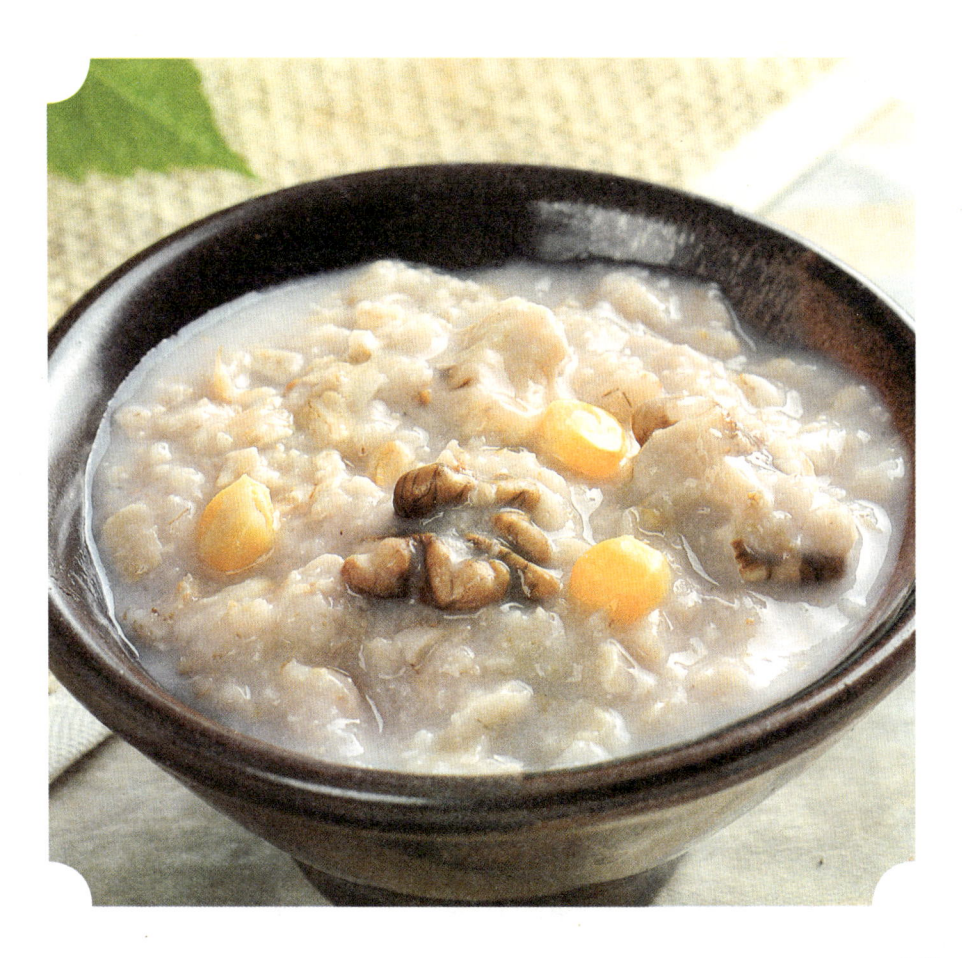

抑制老年斑 延缓细胞衰老

食疗养颜

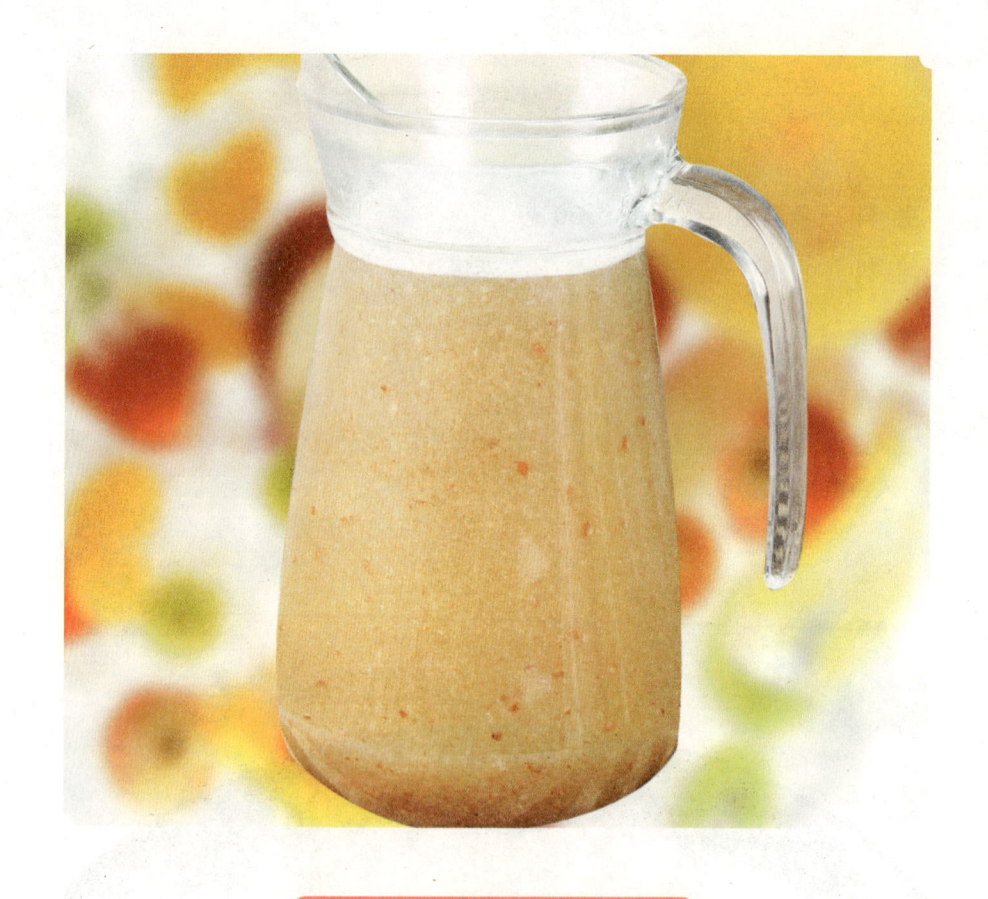

核桃花生豆浆

活血祛斑
滋补脾胃
润肠通便

主 料 黄豆、大米各50克，花生仁20克，核桃仁适量

配 料 无

操作步骤

1. 先去除黄豆中的杂物，漂洗干净，然后浸泡10小时，捞出待用；大米淘洗干净。
2. 将黄豆、大米、花生仁、核桃仁一起放入豆浆机中，加水到上下水位线之间。
3. 接通电源，按"五谷豆浆"键，直到机器提示豆浆做好。
4. 滤掉豆浆的渣滓，倒入杯子中即可饮用。

第4章

抗痘净肤：
告别痘肌烦恼

"痘痘烦恼，没完没了。"一张俊俏的脸，偏偏长了几颗痘，实在是煞风景。而食疗可以改善我们身体内部的环境，不仅能减少痘痘的产生，还能让肌肤恢复光滑洁净，重焕健康光彩。

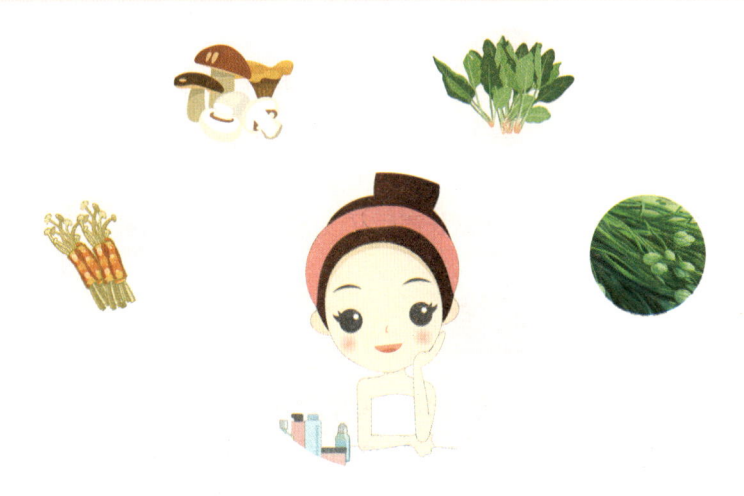

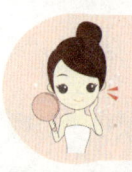

"战痘"净肤，远离痘痘

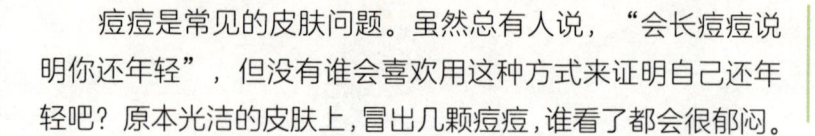

痘痘是常见的皮肤问题。虽然总有人说，"会长痘痘说明你还年轻"，但没有谁会喜欢用这种方式来证明自己还年轻吧？原本光洁的皮肤上，冒出几颗痘痘，谁看了都会很郁闷。

皮肤长痘的原因

为何会长痘痘呢？

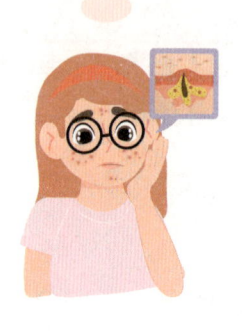

1 内分泌失调

内分泌失调是长痘的主因。它会引起激素水平变化失调，导致皮肤油脂分泌过多，堵塞毛囊皮脂腺，使皮肤排泄不畅，再加上细菌感染，便容易产生痘痘。这种情况可以就医，了解内分泌失调的原因后，遵从医嘱调整内分泌，然后进行必要的饮食调整，就可以防治痘痘。

2 情绪原因

若情绪压力大，睡眠受到影响，就可能会使人长痘。

3 其他原因

有些痘痘还与胃肠障碍、遗传、使用外搽药物和化妆品不当等因素有关。

怎样防止皮肤长痘？皮肤长痘后又该注意什么呢？看看下面的建议吧！

这些食物要多吃

可以改变一下饮食习惯，多吃一些有助于祛痘的食物，花钱不多，效果却不错！比如，多吃水果、蔬菜、海藻与菌类食物等。

抗痘净肤：告别痘肌烦恼 第4章

★ **多吃蔬菜和水果等含维生素、矿物质、纤维素丰富的食物**

许多水果、蔬菜中富含维生素、矿物质、纤维素，有助于祛痘。比如，樱桃、苹果、橘子等水果中维生素与矿物质含量丰富，能帮助身体排出毒素，有效祛痘。而许多蔬菜中富含纤维素，比如西蓝花、芹菜、韭菜等绿叶蔬菜，可帮助保持消化功能正常，预防便秘，减少痘痘产生。

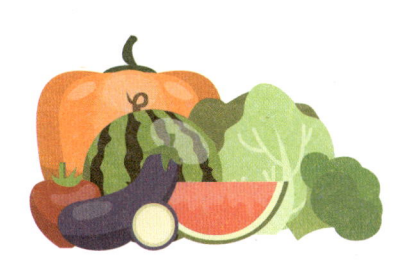

★ **多吃海藻与菌类食物**

便秘是形成痘痘的一大原因。所以，应多吃一些通便的海藻类食物和菌类食物，以养护皮肤。

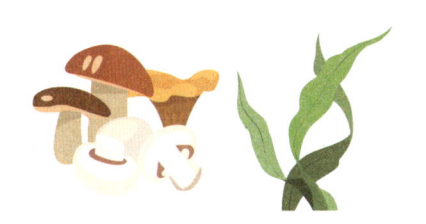

★ **多吃富含维生素 A 的食物**

维生素 A 可促进上皮细胞增生，调节皮肤汗腺分泌，消除粉刺。富含维生素 A 的食物除了本书第 2 章提到的，还有金针菇、韭菜、胡萝卜、菠菜、动物肝脏等。

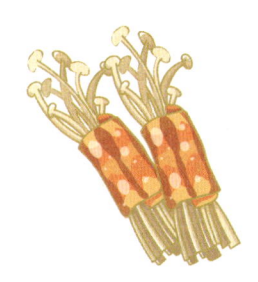

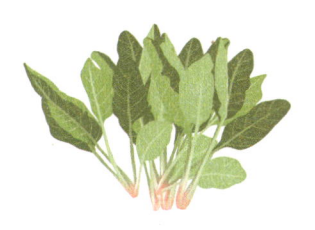

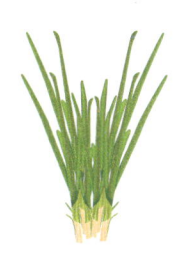

多吃含锌丰富的食物

经常吃一些含锌丰富的食物，如牡蛎、瘦肉、奶类、蛋类、动物肝脏等，可预防青春痘。

食疗养颜

含锌丰富的食物

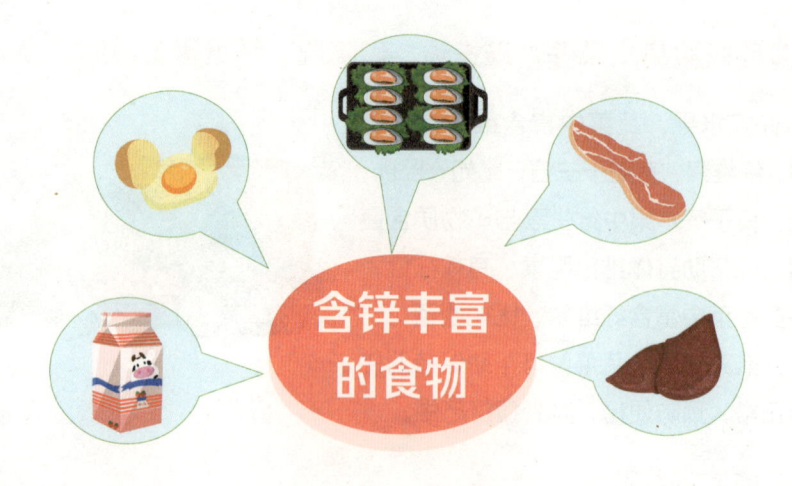

多吃富含维生素 B₂ 的食物

由于维生素 B₂ 能保持人体激素平衡，对皮肤有保护作用，所以防痘治痘可以多吃一些富含维生素 B₂ 的食物，如奶类、蛋类、绿叶蔬菜、动物肝脏、葡萄等。

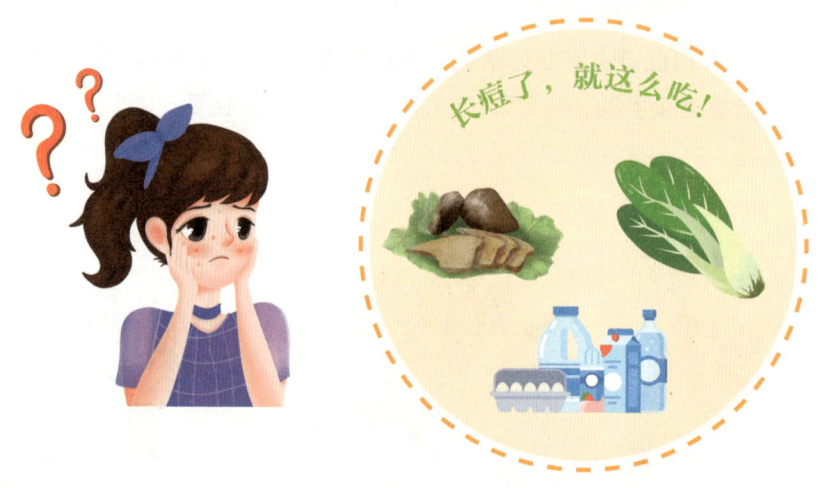

长痘了，就这么吃！

少吃或不吃这些食物

1. 果汁、可乐等含糖量较高，容易刺激皮肤长痘痘。所以应控制果汁及可乐的摄入量。

抗痘净肤：告别痘肌烦恼 第4章

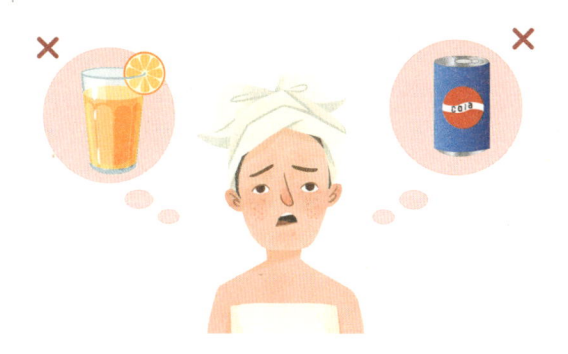

2.辛辣刺激性食物如葱、姜、蒜、辣椒等会刺激皮肤，对皮肤极为不利，因此也应少吃或者不吃。

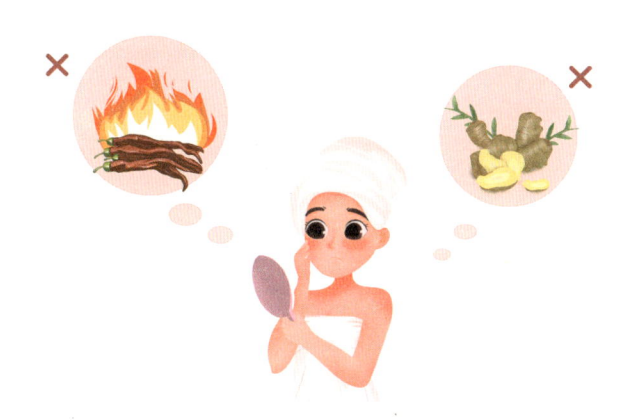

日常维护很重要

除注意饮食外，平时还需要注意以下几点：

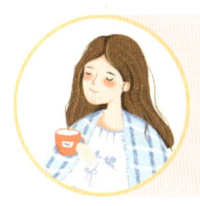

1. 多喝水

脸上容易出油，通常是身体缺水的表现。所以要多喝水，给皮肤、身体补水，防止油脂阻塞毛孔。

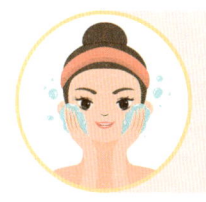

2. 正确洗脸

要勤洗脸，并且要用温水搭配温和的洁面乳，不使用偏碱性的洁面产品。

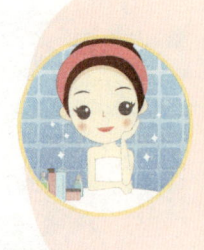

3. 正确护肤

洗脸后，需及时涂抹补水并且不含油分的面霜或护肤乳等，不要用含油脂多的化妆品和粉底霜。也可在专业医师的指导下选用适合自己的含中药成分的护肤品。

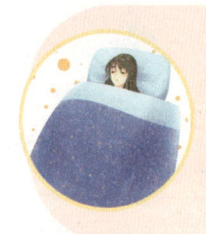

4. 注意起居

良好的心态和充足的睡眠对皮肤很重要，所以平时要保持愉快而乐观的心态，不要熬夜，保证充足的睡眠。

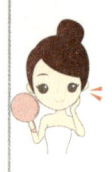

温馨贴士

如果痘痘已经变白有脓头了，可以先用酒精给出脓的痘痘消一下毒，然后用消过毒的美容针扎入痘痘脓头，再用美容针在痘痘上滚动挤压，直到脓水彻底被挤干净，最后再用蘸碘伏的棉球擦拭。这样皮肤才不容易感染、不留瘢痕。

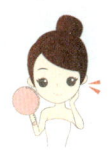

食疗祛痘，皮肤光滑靓丽

你还在为脸上的痘痘烦恼吗？改变一下饮食习惯吧，让清热消痘的美味食谱还你洁净肌肤，花钱不多，效果却很好！

芹菜心拌海肠

主料 海肠 200 克，嫩水芹菜心 80 克

配料 陈醋 15 克，葱油 10 克，白糖 10 克，酱油 5 克，鸡精、食盐各 3 克，芝麻油适量

温补肝肾
滋补美容
净肤

操作步骤

1. 海肠剪掉两头带刺的部分，把内脏和血液洗净，沥干水，切成段；芹菜心洗净，切成段。
2. 锅中烧开水，分别加入芹菜心段、海肠段焯水至断生，捞出过凉水，控干水分。
3. 主料放入盘中，加入所有配料拌匀即可。

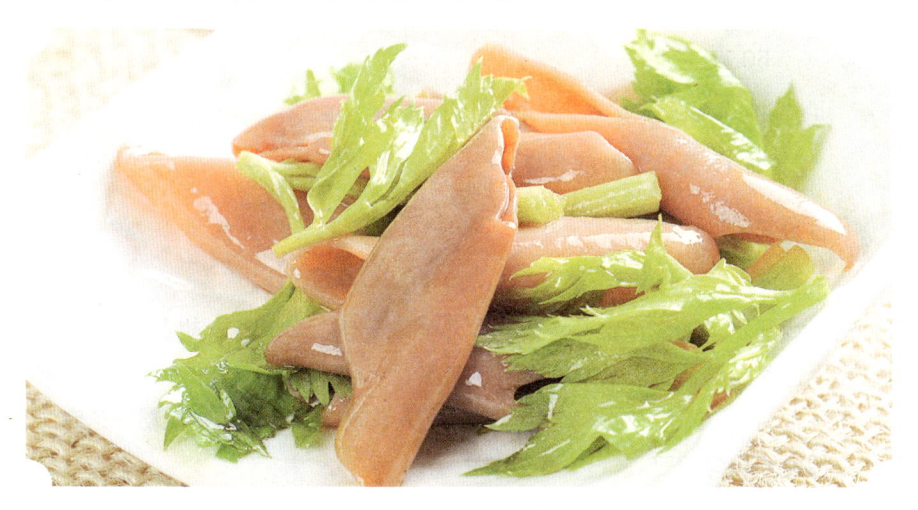

食疗养颜

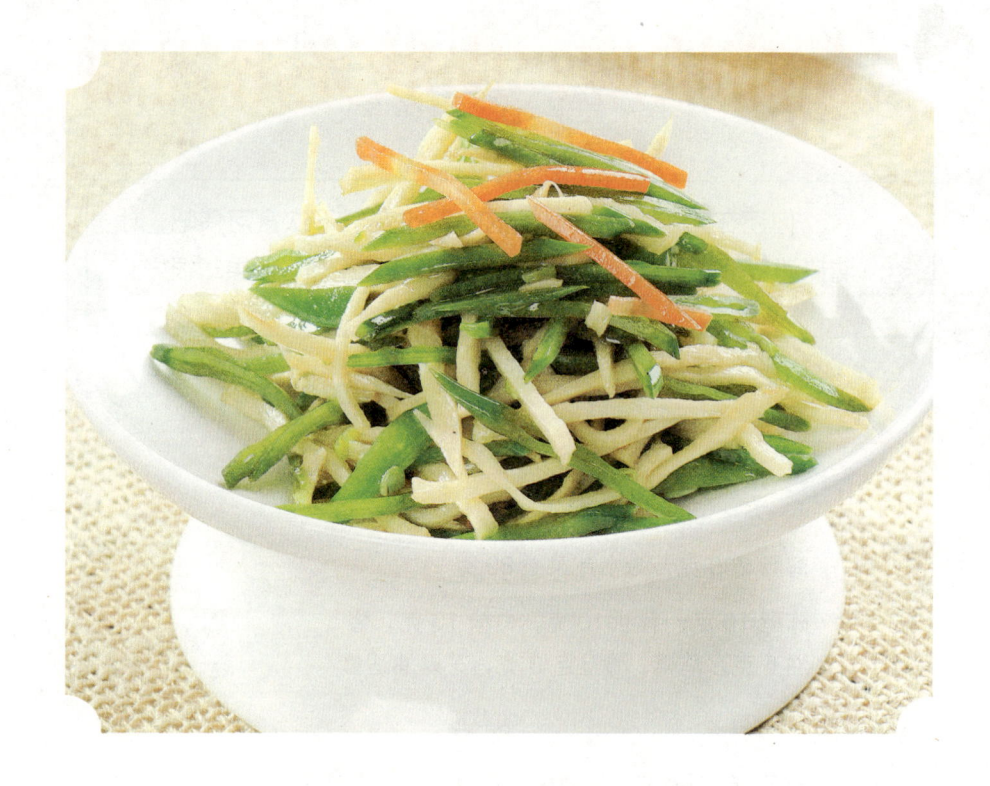

冬笋拌荷兰豆

主 料 荷兰豆150克，冬笋100克，胡萝卜50克

配 料 食盐、鸡精各5克，白胡椒粉3克，生抽15克，芝麻油少许

和中下气
通便排毒
祛痘美肤

操作步骤

1. 荷兰豆择好，洗净后切丝；冬笋、胡萝卜洗净，切丝。
2. 锅中烧开水，加少许食盐，分别放入荷兰豆丝、冬笋丝、胡萝卜丝焯水，待上述菜品颜色变深后立刻捞出过凉水。
3. 将所有的菜过凉后放在一个容器内，加入食盐、鸡精、白胡椒粉、芝麻油、生抽搅拌均匀即可。

抗痘净肤：告别痘肌烦恼 第4章

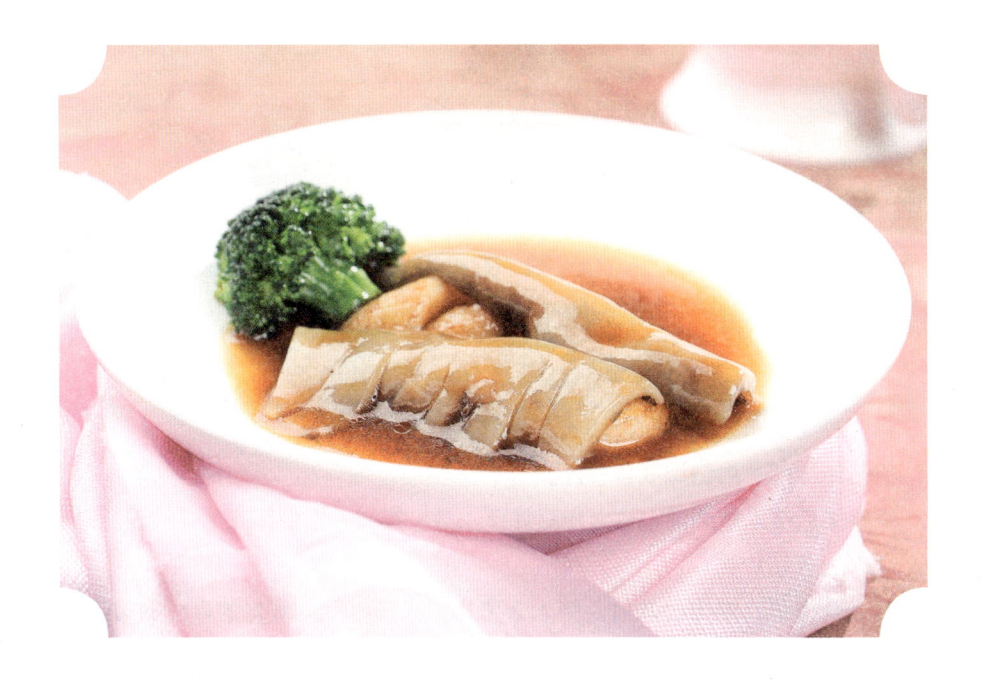

蒜籽烧裙边

主料 蒜瓣200克，鲜甲鱼裙边400克，五花肉100克，鸡半只，花菜适量

配料 葱末、姜末各25克，黄酒100克，胡椒粉、水淀粉各少许，油适量

滋阴凉血
补益调中
散结消痘

操作步骤

1. 甲鱼裙边放入开水锅内烫一烫取出，刮去黑皮，洗净后切成大小均匀的斜象眼块；蒜瓣放入热油中炸至上色。
2. 五花肉、鸡分别剁成块，放入开水中焯去血秽后，和甲鱼裙边一起放入锅内，加入黄酒、葱末、姜末和适量的水，以大火烧开，中火煨至甲鱼裙边八成熟时捞出。
3. 炒锅上火，略放底油，放入葱末、姜末、蒜瓣、煨甲鱼裙边的汤，调好口味，放入甲鱼裙边、五花肉、鸡肉、花菜，放入少许胡椒粉、水淀粉勾兑出锅即可。

食疗养颜

鱼香青豆

主 料 青豆500克

配 料 辣椒酱、蒜、葱、白糖、醋、酱油、姜、食盐、植物油、高汤各适量

清热解暑
排毒养颜
美容祛痘

操作步骤

1. 将青豆淘洗干净，蒜、姜切末，葱切成葱花。
2. 用酱油、醋、白糖调成鱼香汁。
3. 锅烧热后倒入植物油，放入青豆炸熟，捞出控油。锅中留底油，放入蒜末、姜末、葱花炒香。
4. 倒入辣椒酱，炒出香味后，倒入2勺水或高汤，倒入炸好的青豆翻匀，加食盐调味。
5. 再倒入事先调好的鱼香汁，大火煮至收汁即可。

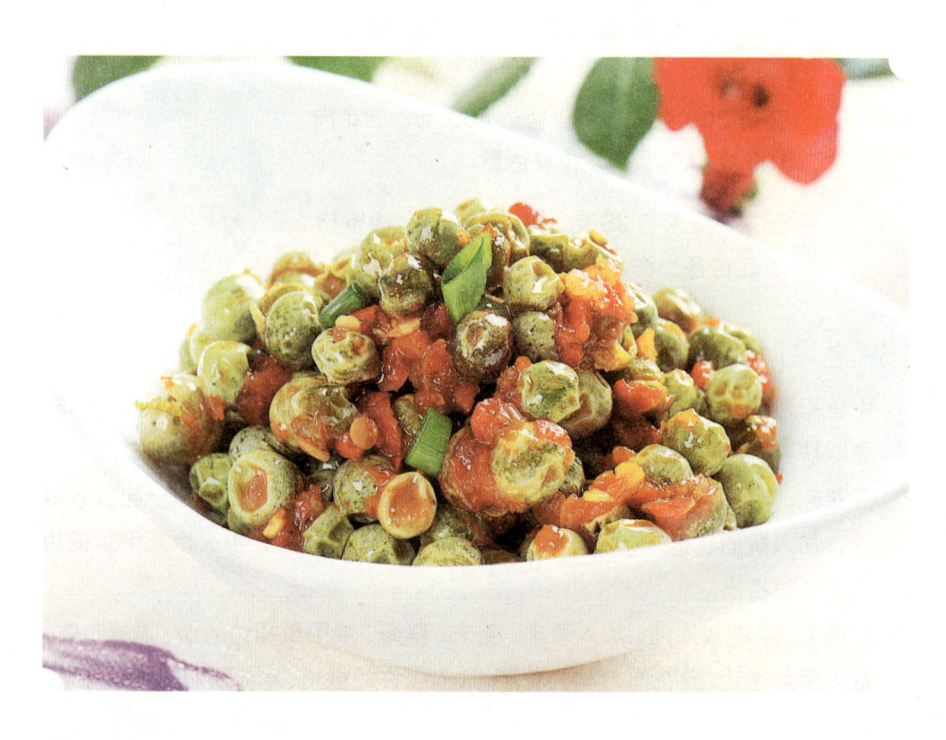

抗痘净肤：告别痘肌烦恼 第4章

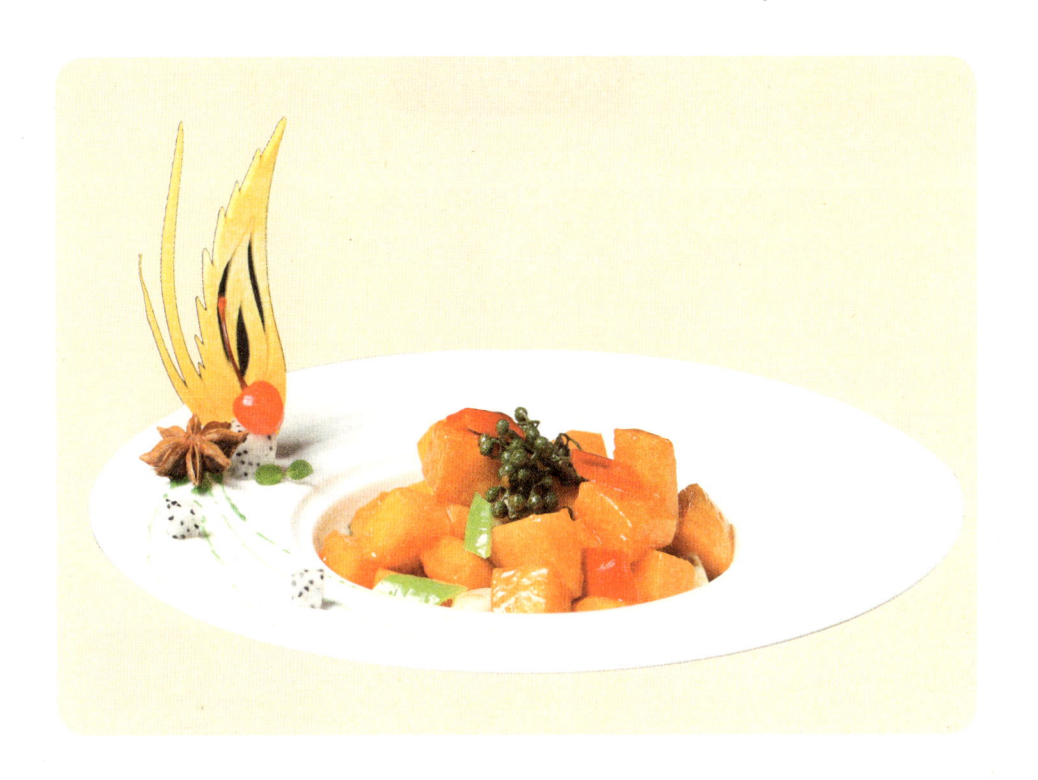

炒南瓜

主 料 南瓜300克

配 料 青椒、红椒各30克，食用油、酱油、食盐、芝麻油、青花椒、蒜各适量

润肺益气
化痰排脓
美容抗痘

操作步骤

1 南瓜去皮洗净，切块，焯水后捞出。
2 青椒、红椒洗净切片；蒜切两半。
3 油锅烧热，放入青椒、红椒、蒜炒香。
4 放入南瓜块同炒，调入酱油、食盐炒匀，淋入芝麻油，最后放入青花椒即可。

炒鸡肝

主料 鸡肝500克，洋葱半个，红辣椒碎适量

配料 孜然、食用油、酱油、食盐、味精各适量

清热解暑
排毒养颜
美容祛痘

操作步骤

1. 将鸡肝洗净切成适口小块，将洋葱洗净切成小丁。
2. 锅内放入食用油，待油热后放入酱油、孜然、红辣椒碎、洋葱丁煸香。
3. 放入鸡肝继续煸炒，至熟后放入食盐、味精翻炒均匀即可。

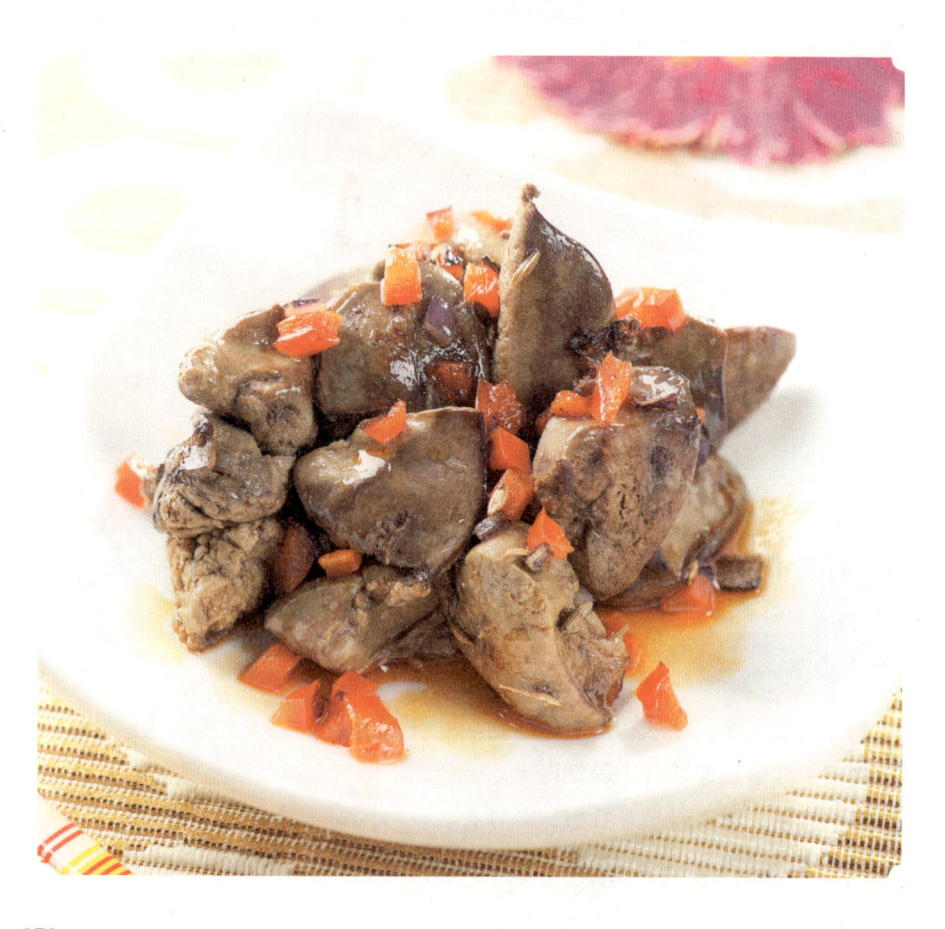

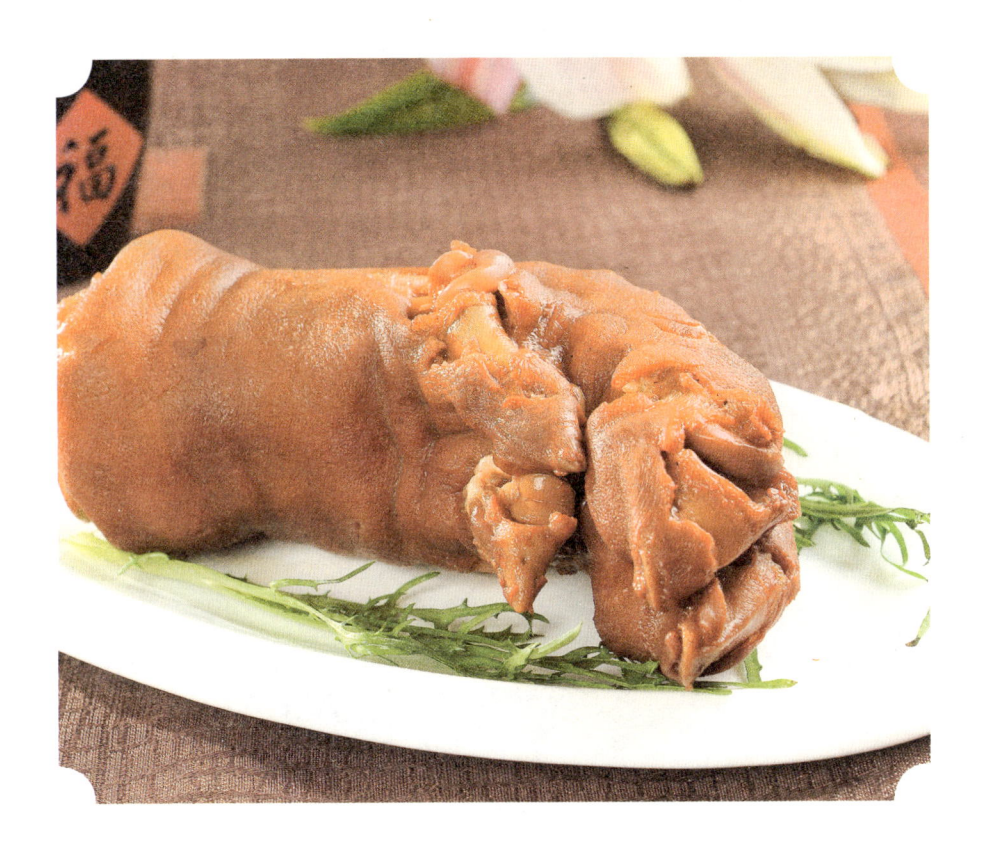

酱猪手

主 料 猪手适量

配 料 酱油 100 克，食盐 10 克，八角、桂皮、花椒各 5 克，葱 50 克，姜 20 克

补血通乳托疮

操作步骤

1. 将猪手用火烧一下，放入温水内泡一会儿，刮净污物洗净。
2. 葱切成段；姜切成块，拍破。
3. 猪手放入开水锅内，烫一下捞出，用凉水过凉；再将猪手放入锅内，加水（以没过猪手为佳）、酱油、食盐、八角、桂皮、花椒、葱段、姜块，开锅后以微火焖熟，然后转旺火收汁，把猪手捞入盘内即可。

牛骨汤

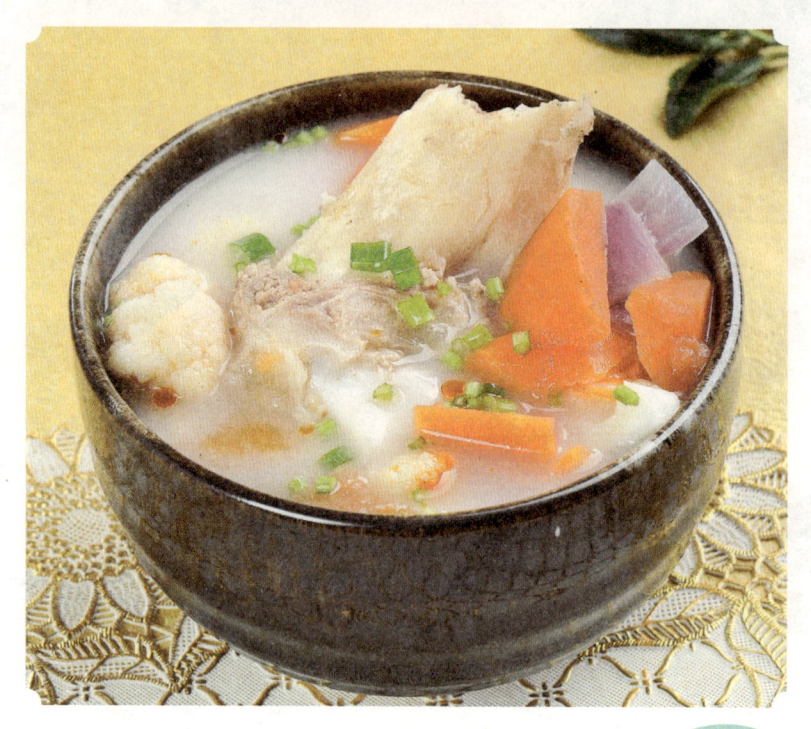

主　料　牛骨500克，洋葱、山药、花椰菜、胡萝卜各少许

配　料　植物油、食盐、味精、醋、花椒、姜片、葱花、红油各适量

生肌敛疮
强身美容

操作步骤

1. 牛骨斩成大块，洗净，放入沸水锅中焯一下，然后捞出，用冷水洗净备用；胡萝卜去皮，洗净切块；洋葱剥皮，洗净切片；山药去皮，洗净切条；花椰菜洗净，撕成小朵。
2. 净锅添水，放入牛骨、花椒、姜片炖煮，待汤汁浓白黏稠时，调入食盐。
3. 净锅倒入植物油，烧热后下洋葱翻炒，然后倒入煮好的牛骨汤，大火烧沸后加入胡萝卜、山药、花椰菜，待煮熟后加入食盐、味精、醋调味，撒上葱花，淋入红油即成。

豆芽肉饼汤

- **主 料** 猪肉 250 克，黄豆芽 200 克，冬瓜 150 克，鸡蛋 50 克
- **配 料** 酱油 8 克，姜 10 克，葱 8 克，胡椒粉、味精各 5 克，食盐 10 克，淀粉 15 克，鲜汤适量，香菜段少许

疏风清热 消肿止痛 除臭

操作步骤

1. 姜、葱洗净切末；猪肉剁细，装入碗内，加鸡蛋、淀粉、食盐、姜末、葱末，搅拌均匀成馅，做成直径约 15 厘米的肉饼；将黄豆芽掐足洗净；冬瓜去皮洗净切片备用。
2. 将黄豆芽、冬瓜放入装有鲜汤的锅内煮，加食盐、酱油、胡椒粉、味精等调味。
3. 上味后，连汤带菜倒入汤碗内，将肉饼放在菜上，上笼蒸熟，取出点缀上香菜段即可。

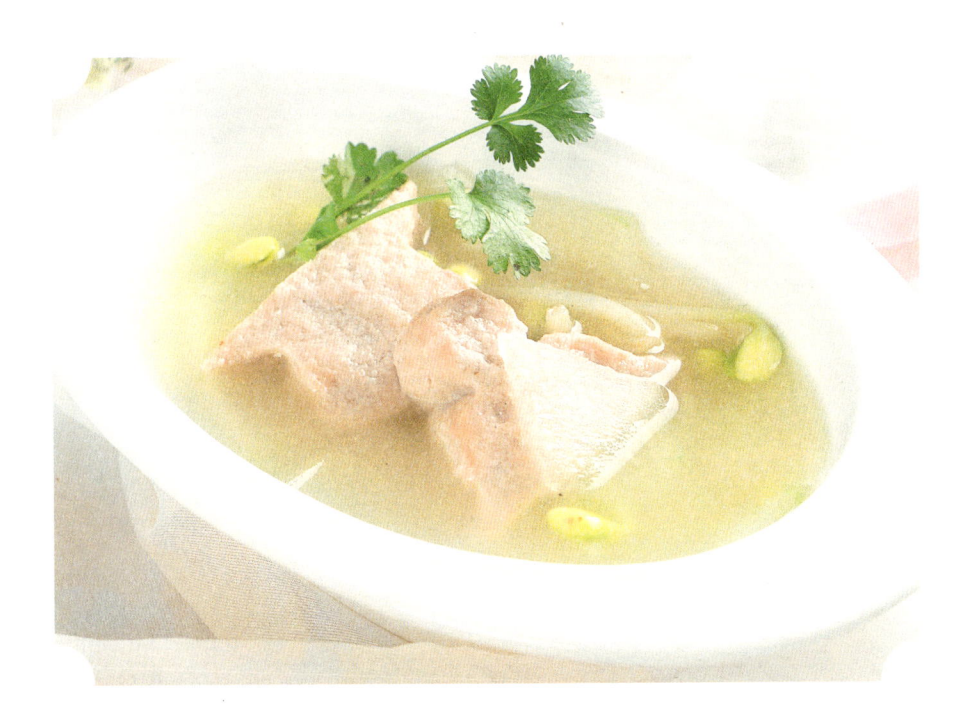

肉丸粥

- **主 料** 大米适量，熟猪肉丸 50 克
- **配 料** 姜末、葱花各适量

操作步骤

1. 选用稍大点的瓦煲，放入淘洗干净的大米，加水煲滚，一边搅拌一边煲，直到大米在水中自动翻滚为止。
2. 放入熟猪肉丸、姜末，煮 10 分钟，撒上葱花即可。

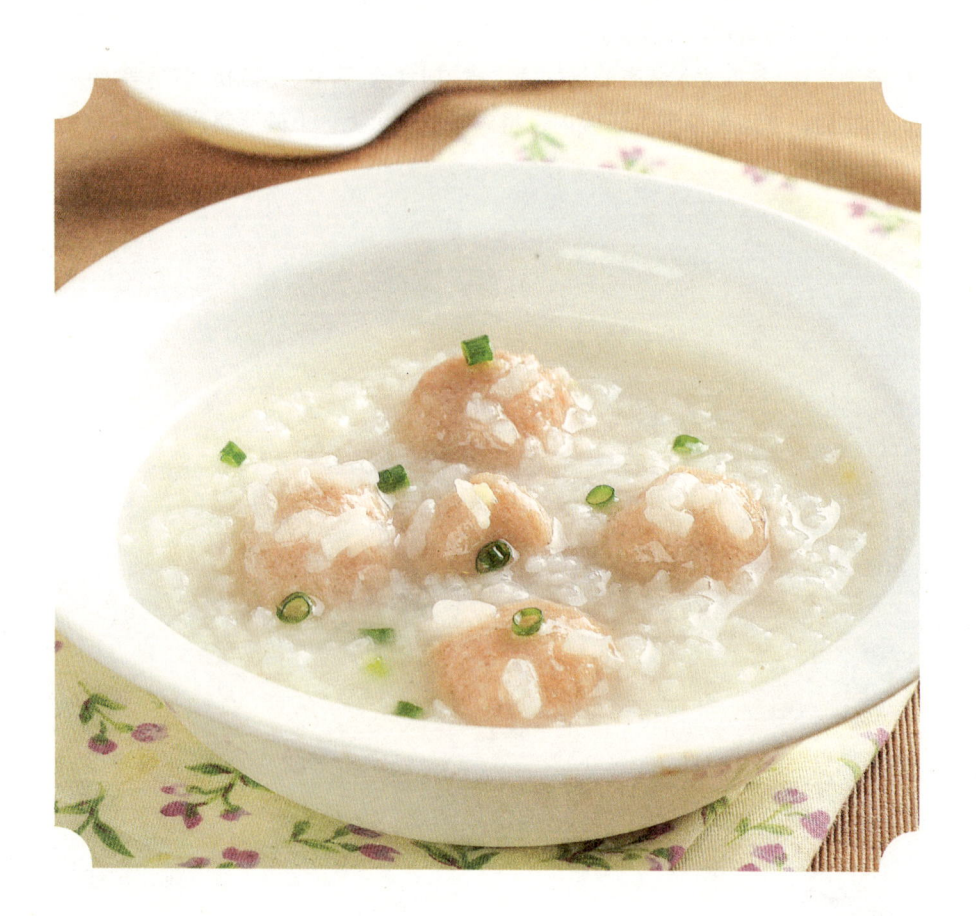

补血通乳
解毒托疮

抗痘净肤：告别痘肌烦恼 第 4 章

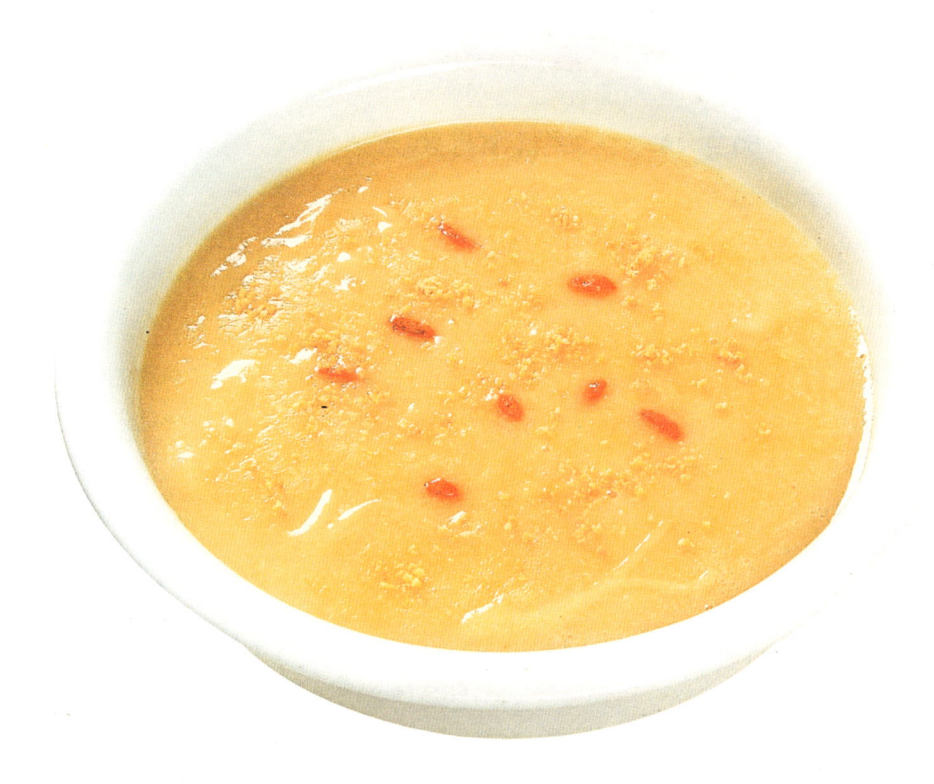

枸杞小米糊

- 主 料 小米 70 克，枸杞 20 克
- 配 料 白糖适量

促进消化
解毒消疮

操作步骤

1. 小米淘洗干净，用清水浸泡 2 小时；枸杞洗净，用温水浸泡半小时待用。
2. 将浸泡过的小米、枸杞放入豆浆机中，加入适量水，按下豆浆机上的"米糊"键，打制成米糊。
3. 把米糊盛入碗中，加入适量白糖调匀，装饰以枸杞粒即可。

百合薏米糊

主 料 薏米 50 克，鲜百合 30 克，红枣 20 克
配 料 白糖 10 克

补肺清热
祛痘
养颜护肤

操作步骤

1. 薏米淘洗干净，用清水浸泡 2 小时；鲜百合洗净，分开瓣；红枣洗净后去核。
2. 把薏米、红枣和鲜百合放入豆浆机中，加入适量水，按下豆浆机上的"米糊"键，打制成米糊。
3. 把米糊盛入碗中，加入适量白糖调匀即可。

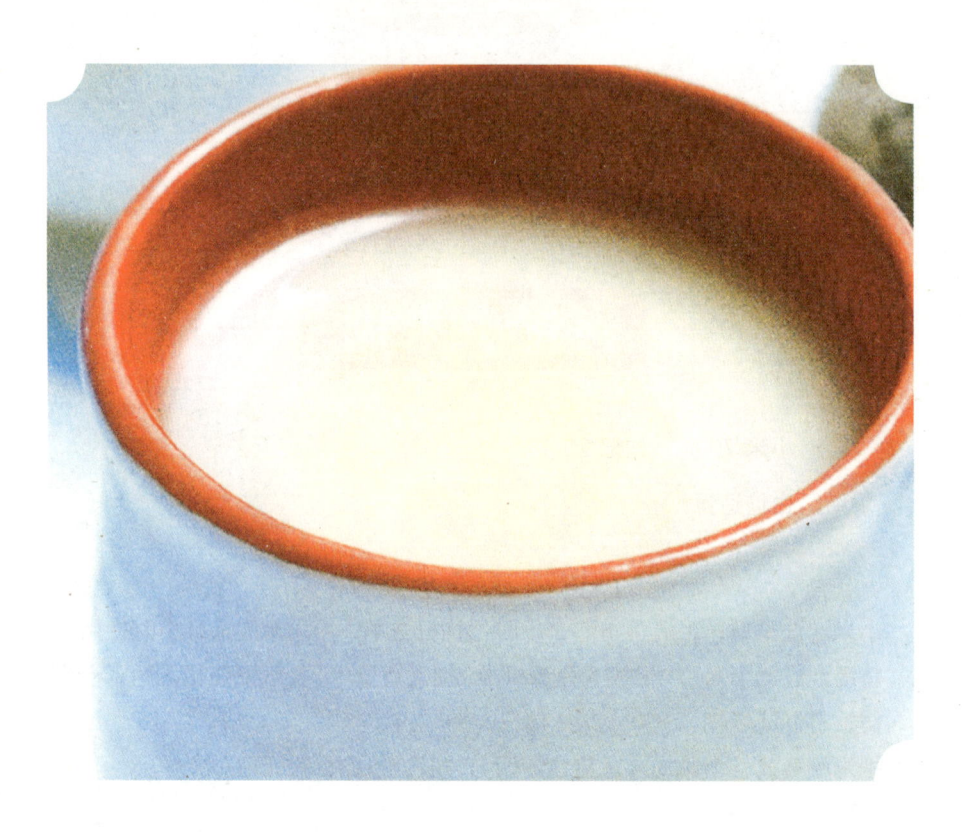

玉米百合豆浆

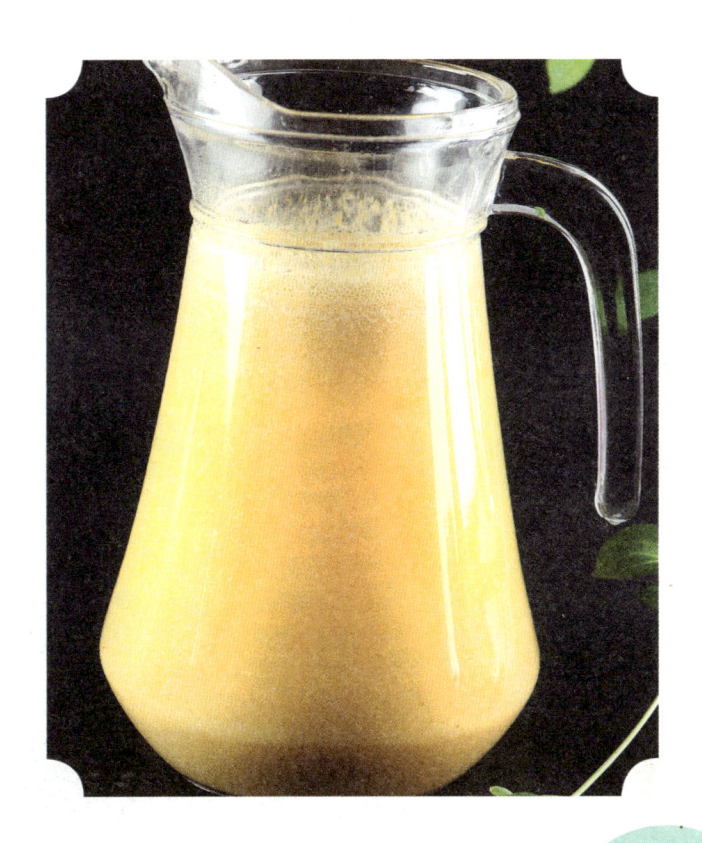

主　料　黄豆 50 克，冰糖 15 克，玉米、干百合各 20 克

配　料　白糖适量

操作步骤

1. 先去除黄豆中的杂物，漂洗干净，然后浸泡 6 小时，捞出待用；玉米淘洗干净，浸泡 2 小时；干百合洗净，用清水浸泡 2 小时。
2. 将除冰糖外的所有食材一起放入豆浆机中，加水到上下水位线之间。
3. 接通电源，按"五谷豆浆"键，直到机器提示豆浆做好。
4. 滤掉豆浆的渣滓，倒入凉杯中，加入适量冰糖至化开后即可饮用。

清热祛火
养颜护肤

蒲公英小米绿豆豆浆

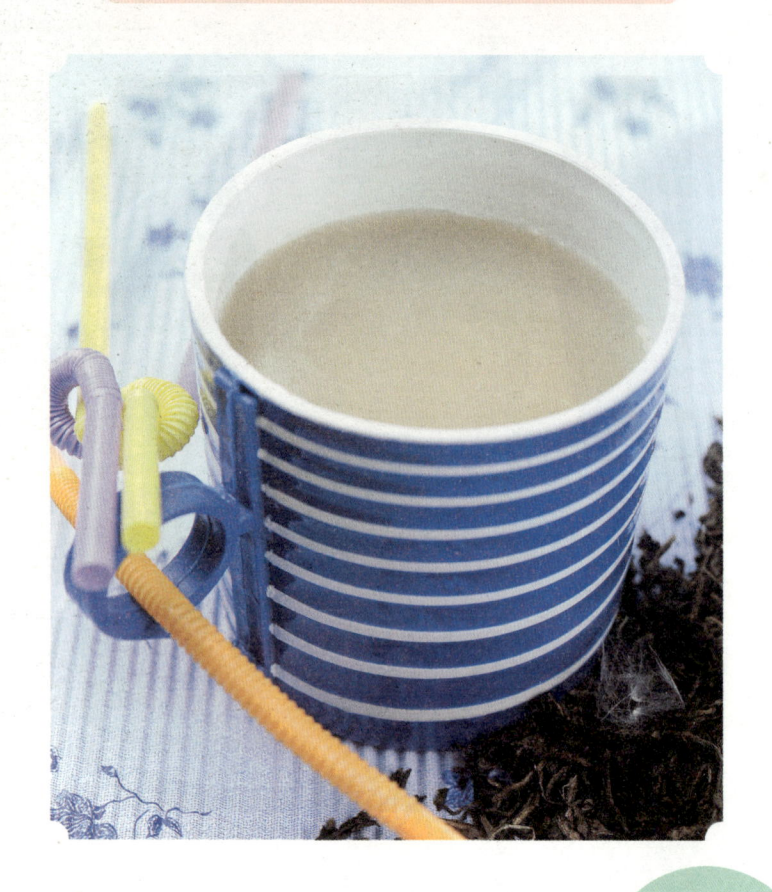

主 料 蒲公英、小米、绿豆各适量

配 料 白糖或冰糖适量

操作步骤

1. 先去除绿豆中的杂物，漂洗干净，然后浸泡6小时，捞出待用；小米淘洗干净，用水泡一小会儿；蒲公英洗净后泡水待用。
2. 将绿豆、小米、蒲公英和水全部放入豆浆机中，加水到上下水位线之间。
3. 接通电源，按"五谷豆浆"键，直到机器提示豆浆做好。
4. 滤掉豆浆的渣滓，加入冰糖或白糖搅拌均匀，倒入杯子中即可饮用。

滋润脾胃
清热解毒
润肤

第5章

防老抗衰：
抚平岁月痕迹

你是不是在为新生的皱纹而烦恼？虽然我们无法改变岁月的流逝，但通过食疗，我们可以由内而外滋养肌肤，让岁月在脸上留下的痕迹更轻更淡，保持肌肤的年轻状态，让衰老来得缓慢一些。

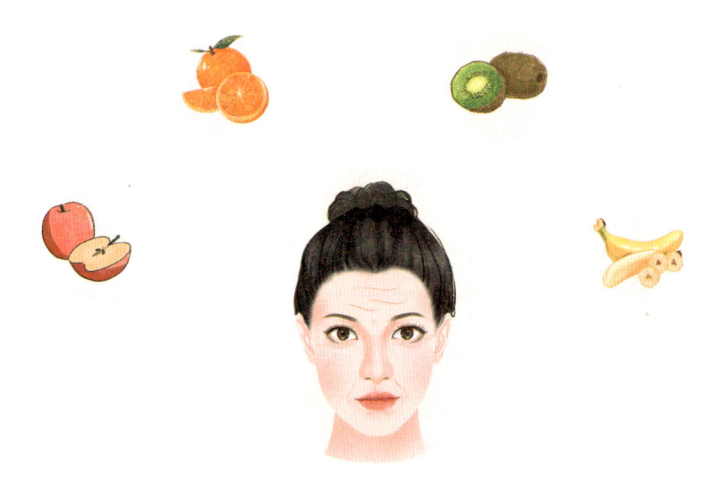

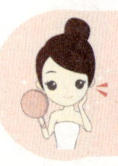

抗衰除皱，让青春美丽久远

进入30岁以后，你会发现，不经意间，皱纹已经悄悄爬上额头、眼角、颈部，不由得让人感叹时光的流逝。皱纹是皮肤老化的最初征兆，是衰老的基本表现之一。虽然衰老不可避免，但如果有针对性地对身体进行合理的调理，可以延缓皱纹产生，让美丽更加持久。

皮肤老化、长皱纹的原因

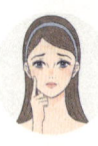

1 没有保养好皮肤，导致皮下脂肪减少。

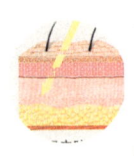

2 皮肤表面的汗腺和真皮层的皮脂腺长期遭到破坏，丧失了分泌功能，不能继续滋润皮肤。

3 随着年龄的增长，真皮层的胶原蛋白逐渐变硬，产生皱纹。

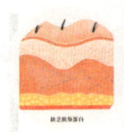

4 肌肉萎缩老化，直接影响皮肤的饱满程度。

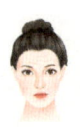

你是否正在为如何消皱、隐藏年龄而烦恼呢？看看下面的建议吧，可以让你的皮肤焕然一新，整个人"亮起来"！

会吃，让你少长皱纹

脸上长皱纹，说明身体在老化，只有"内外兼修"才能有效预防皱纹。比如，维生素E可缓解因皮下脂肪减少所引起的面部小细纹，对延缓皮肤的衰老有重要作用，所以我们可以多吃富含维生素E的食物，来维护和改善皮肤的弹性，减少皱纹，延缓衰老。针对引起皱纹的各种因素，我们还可以合理利用生活中一些常见的蔬果进行护肤，以延缓皱纹产生，比如，黄瓜、柚子、胡萝卜、葡萄、石榴、丝瓜、草莓等。

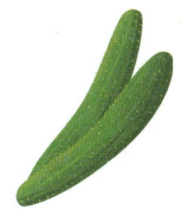

黄瓜：黄瓜中富含多种糖类、维生素和氨基酸，能为肌肉、皮肤提供充足的养分，有效对抗皮肤老化，减少皱纹的产生。黄瓜中还含有丰富的果酸，有洁肤、消除晒伤和雀斑、防止皮肤老化的作用。此外，还可以用黄瓜汁涂脸来改善皱纹。

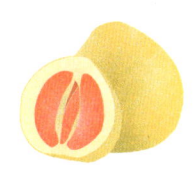

柚子：柚子中富含柠檬酸，它能促进死皮细胞代谢，使皮肤恢复光滑亮泽。

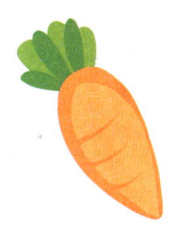

胡萝卜：胡萝卜中的β-胡萝卜素可以预防黑色素、皱纹和角质的形成，美白肌肤；而它含有的果胶，则可以与汞结合，使人体中的有害物质得以排出，使皮肤看起来细腻红润；另外，将胡萝卜捣碎成泥，加入奶粉和橄榄油，可以做成面膜，也具有很好的抗皱功效。所以，胡萝卜是一种非常好的护肤品，可防止皮肤老化。

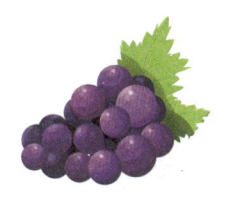

葡萄：葡萄果肉中含有丰富的维生素B_2和矿物质，可以深层滋润皮肤，促进皮肤细胞再生，抗衰老。

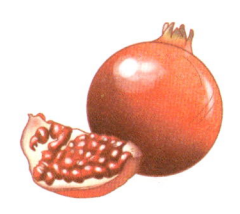

石榴：石榴中含有鞣花酸，它具有很强的抗氧化作用，可以使细胞在环境中不受污染，滋养细胞，减缓肌肤的衰老。

食疗养颜

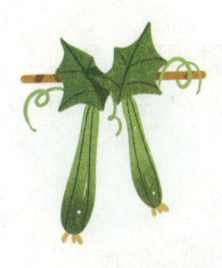

丝瓜：丝瓜中含有能够使皮肤增白的维生素C、防止皮肤老化的B族维生素等，能消除斑块、保护皮肤，使皮肤洁白细腻，是一种增白、祛皱的天然美容品。丝瓜汁有"美人水"之称，长期吃丝瓜或者用丝瓜汁擦脸，可以让肌肤光滑柔嫩，并可预防黑色素沉着和痤疮。

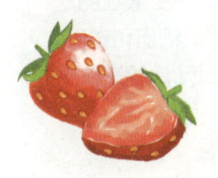

草莓：草莓中含有丰富的维生素、矿物质和果酸等，具有增白祛皱的功效。另外，草莓汁直接用来敷面，或者加入鲜奶涂于脸上再加以按摩，都会有令人满意的美容效果。

多吃这些，减少小细纹

★ 多吃水果和蔬菜

水果和蔬菜中含有丰富的矿物质和维生素，可增强皮肤的柔韧性和弹性，让肌肤更有光泽，防止皮肤干裂粗糙，延缓皮肤衰老。比如莲藕等，具有很高的营养价值，对抗衰老有非常好的功效。

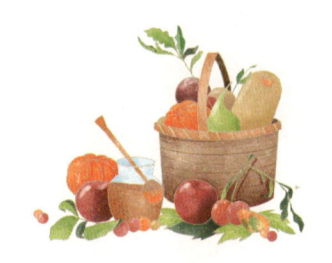

★ 多吃富含胶原蛋白的食物

皮肤的生长、修复、弹性等都与胶原蛋白密不可分。多吃富含胶原蛋白的食物，如猪皮冻、猪蹄等，可以使组织细胞内外的水分保持平衡，从而使皮肤皱纹减少，保持柔嫩细滑，让我们看上去更年轻、漂亮。

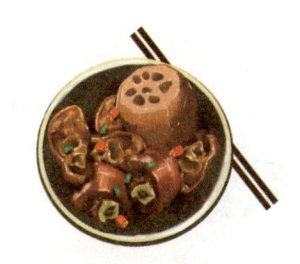

★ 多吃含核酸的食物

核酸既能健肤美容，又能延缓衰老。核酸含量丰富的食物有蘑菇、木耳、花粉、鱼虾类、酵母等。

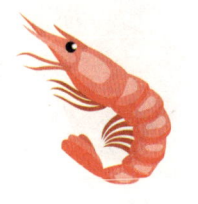

★ 多吃含硫酸软骨素的食物

皮肤如果缺乏硫酸软骨素，容易衰老、长皱纹。富含硫酸软骨素的食物主要有鲑鱼头、鸡脆骨、牛软骨等。将鸡皮和鸡骨头一起熬汤，是最简便的食用方法。

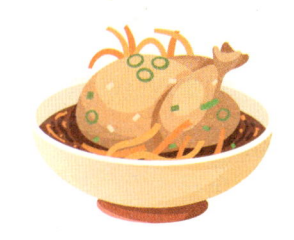

★ 多吃高蛋白类食物

高蛋白类食物如蛋类、奶类、黄豆制品、瘦肉、鱼类等，可促进皮下肌肉的生长，使皮肤饱满、富有弹性，有着很好的防止皮肤松弛、延缓衰老的作用。

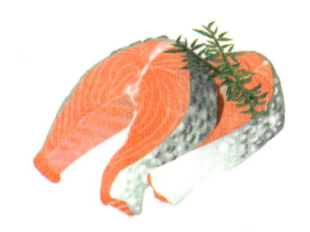

★ 多喝水和茶

水是人体必需的物质，可以促进血液循环和新陈代谢，防止皱纹的出现，预防衰老。而茶叶含有丰富的茶多酚、矿物质和维生素等成分，能使皮肤保持光洁白嫩，延缓皱纹的出现。

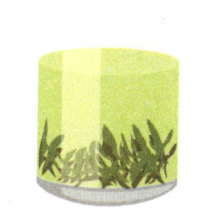

★ 吃点蜂蜜和红糖

蜂蜜内服或者外用，不仅可以改善营养状况，还可以促进皮肤的新陈代谢，增强皮肤的抗菌能力，减少色素沉着，改善皮肤的干燥情况，缓解皱纹和粉刺问题。而红糖可以将过量的黑色素从真皮中导出，从源头阻止黑色素的产生。它蕴含的胡萝卜素、维生素B_2、氨基酸、葡萄糖、烟酸等成分，具有强效抗氧化和修护作用，能使皮下细胞排毒后迅速生长，避免出现色素沉着。

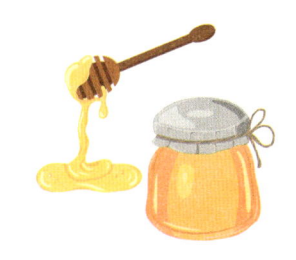

食疗养颜

花草护肤，让你如鲜花一样美丽

日常可以选用一些抗皱面膜，它们基本上都含有维生素C和维生素E、胶原蛋白、多肽类物质等，能够减少皱纹、紧致肌肤并提供深层滋润。也可以自己利用一些瓜果做面膜，敷在脸上，比如黄瓜、丝瓜、草莓等，都可以做成面膜。而一些鲜花如玫瑰、菊花、李花等，不仅可以内服，还可以做成养颜护肤品，帮助对抗皱纹、粉刺等，让肌肤亮白、滑嫩。

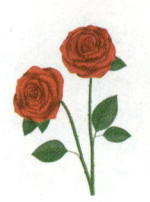

玫瑰： 玫瑰除了做成花茶，也可用来洗脸、祛痘、去粉刺。选50克新鲜的玫瑰花朵（花朵未全绽放的为最好）放在香醋中浸泡1周，然后兑入适量冷开水制成洁肤水，早、晚用来洗脸，可帮助祛除粉刺，让肌肤柔嫩光亮。

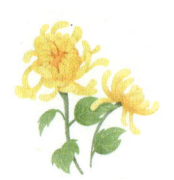

菊花： 菊花可做成菊花茶饮，也可取适量鲜菊花捣烂成汁，与鸡蛋清搅拌均匀制成面膜敷脸。这种面膜可柔化表皮细胞，有效抑制黑色素的产生，帮助祛除皱纹。

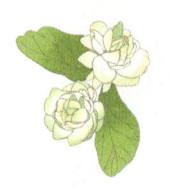

茉莉花： 茉莉花可做成茶饮、花粥、护肤品等。还可取适量的茉莉花朵（花朵未全开的为最好）放入冷开水中，并兑入少许药用酒精，浸泡5~7天后，每次洗脸后取少量涂在脸上，并轻轻拍打皮肤帮助吸收，这样能有效帮助收缩毛孔，清爽肌肤。

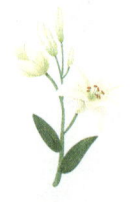

百合： 百合可用来煮汤、泡茶、做粥等，能美容养颜。可将适量百合花瓣装入玻璃瓶内，再倒入少许医用酒精，摇匀，静置1个月后取出，兑入2倍冷开水，洗脸后取适量涂在脸上，可改善皮肤出油状况、美白皮肤。

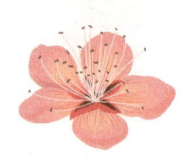

桃花： 桃花能润泽肌肤，改善血液循环，促进皮肤的营养供给，有效预防衰老和色斑。可取适量的新鲜桃花放入白醋中，静置一周至颜色微红，在洗脸时取少量兑入洗脸水，长期使用能使人面色红润。

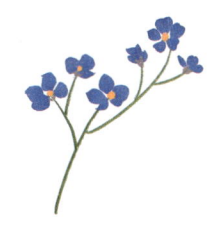

勿忘我花： 勿忘我花具有补血养血、滋阴补肾、美容养颜的功效，还能促进身体新陈代谢，延缓细胞衰老。

正确按摩，改善皱纹、肌肤松弛等情况

除了饮食，正确按摩也可以帮助淡化皱纹、改善面部肌肤松弛等情况。

★ 去眼部周围的小皱纹

用手指指肚沿上眼睑内侧向外侧滑动按摩，指肚稍微用力即可，反复6次。按摩下眼睑也可用同样的方法。

★ 去嘴部周围的小皱纹

用中指指肚、无名指指肚从下唇的中央向外侧嘴角的上方推滑按摩，注意力度不要太大，反复6次。按摩上唇也用同样的方法。

★ 缓解面部肌肤松弛

由于地心引力的作用，面部肌肉松弛后会下垂。所以，面部肌肤松弛时，按摩一定要从下往上按。可用无名指、中指、食指的指尖从两颊的下方向上推滑，反复6次。用食指的第二指节和拇指的指尖，沿两颊的下方向上推滑，反复6次。

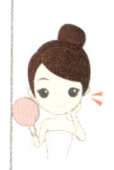

温馨贴士

除了调整饮食、做面膜、按摩，抗衰防老还需要有良好的生活习惯。生命在于运动，适当地加强体育锻炼，进行有氧运动，促使身体排出汗液，能使人看起来年轻有活力。紫外线是导致肌肤衰老的原因之一，出门时做好防晒工作对肌肤抗老有重要作用。此外，保持良好的心态和充足的睡眠也是抗衰防老必不可少的条件。

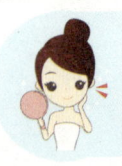

吃出紧致皮肤，颜韵长存

想要保持年轻的状态，首先要懂得保养。保养不仅仅是往脸上涂抹化妆品，或者去美容院做专业的美容等，它们不仅昂贵，效果也不一定理想。其实内部调养同样重要，下面推荐一些防老抗衰的食谱，让你红颜不老、永葆青春！

凉粉三黄鸡

主料 三黄鸡腿2个，豌豆凉粉150克

配料 剁椒25克，白醋20克，辣椒油、蜂蜜各15克，柠檬汁10克，食盐3克，蒜末、熟花生碎各适量，香芹叶少许

护肠胃
保肝脏
抗衰养颜

操作步骤

1. 食盐、蜂蜜、柠檬汁调匀，制成酱汁；香芹叶洗净切碎。
2. 鸡腿洗净，剔除骨头，修整好，把酱汁均匀地涂抹在鸡腿上，鸡皮向外，卷成卷，用棉线扎紧。
3. 蒸锅烧开水，放入肉卷蒸20分钟至熟，取出晾凉。
4. 豌豆凉粉切成长片，铺在盘底，鸡肉卷切成段，摆在凉粉上，以剩余配料调成汁，浇在主料上，腌渍15分钟即可食用。

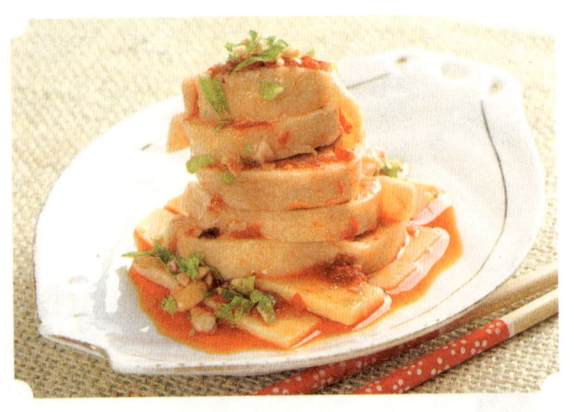

防老抗衰：抚平岁月痕迹 第5章

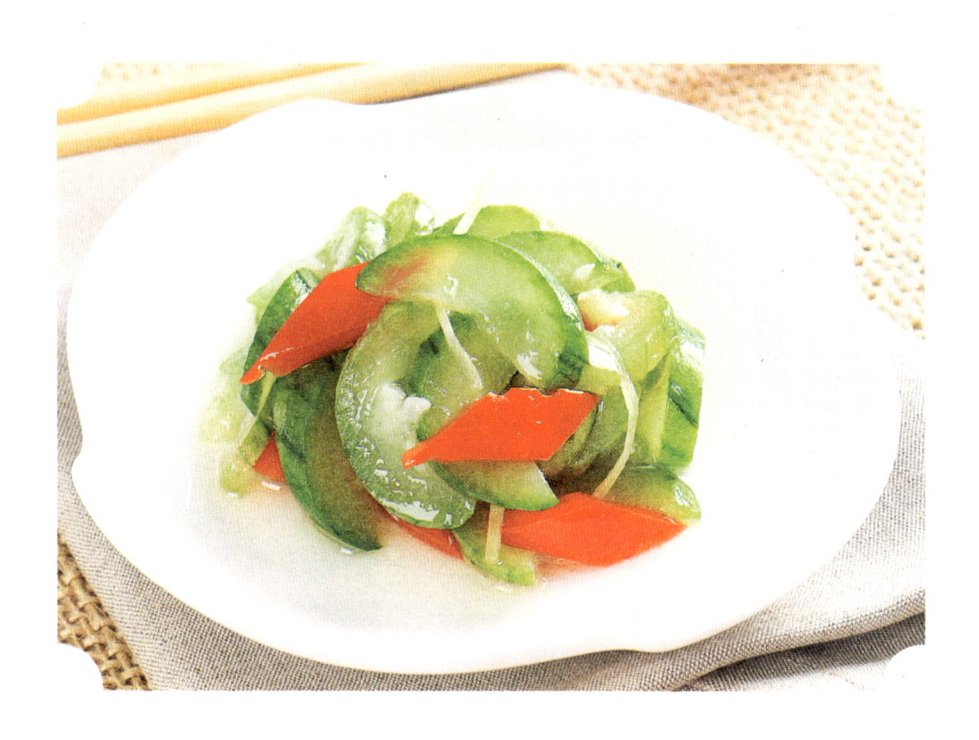

辣味丝瓜

主 料 丝瓜1根

配 料 红辣椒2个，食盐3克，味精2克，料酒10克，猪油40克，大葱5克，姜3克，高汤少许

除热利肠
嫩肤除皱

操作步骤

1 将丝瓜洗净，切薄片。
2 红辣椒去蒂、去籽，洗净，切成菱形片；大葱切段；姜切丝。
3 锅放旺火上，倒入猪油烧热，将大葱段、姜丝、红辣椒片放在一起炝锅，炸出香味，下入丝瓜片翻炒片刻，放入食盐、料酒、味精和高汤少许，将菜翻炒均匀，出锅盛盘食用。

咸蛋黄脆玉米

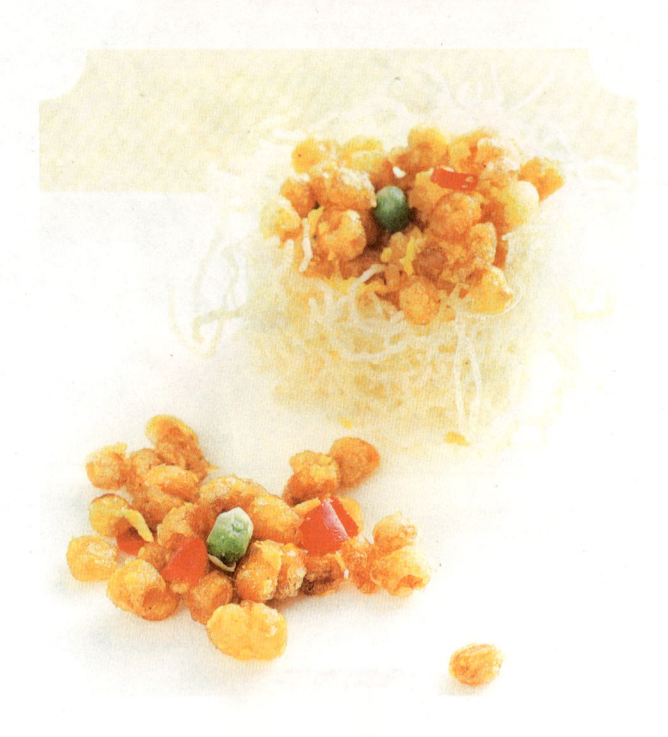

主 料 咸鸭蛋黄3个，玉米粒250克，红椒粒、青豆各少许

配 料 牛油500克，鸡粉、食盐各10克，白糖15克，干粉丝50克，炸粉60克，香蒜、吉士粉各适量

健脾益胃
延缓衰老

操作步骤

1. 咸蛋黄蒸熟，取出碾碎，再用鸡粉、食盐、白糖调匀。
2. 玉米粒、青豆拍上香蒜、炸粉，放入热牛油中炸至香脆，捞出待用。
3. 锅中留少许底油烧热，将调好的咸蛋黄与炸好的玉米粒、青豆及红椒粒一起炒匀。
4. 在干粉丝团上撒上适量吉士粉，然后倒入烧热的油中煎炸约2分钟，出锅后放入盘中，摆成鹊巢状；最后将炒好的咸蛋黄和玉米粒等倒在上面即可。

锅仔山珍猪皮

主料 野山菌 200 克，鲜猪皮 250 克

配料 金针菇 50 克，鸡精、食盐各 5 克，姜 5 片，玉兰片 50 克，干辣椒段 5 克，胡椒粉 1 克，鸡汤 500 克

养颜护肤
美容抗衰

操作步骤

1. 鲜猪皮烙去毛，刮洗漂净后，改刀切成长方块，放沸水中略焯，捞出沥干水分备用；金针菇洗净。
2. 将野山菌清洗干净，切段，并用鸡汤小火煨 30 分钟。然后将猪皮放入锅中，放入金针菇、姜片、玉兰片、干辣椒段、胡椒粉，小火煲 1 小时至猪皮软糯，放鸡精、食盐调味即可。

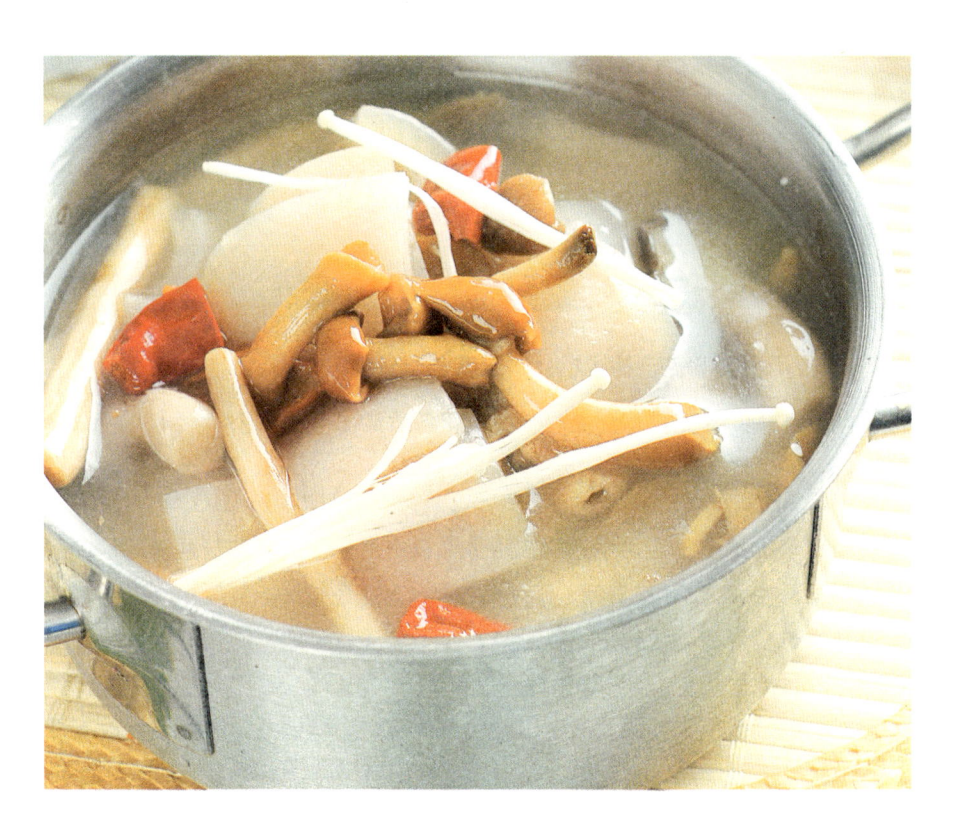

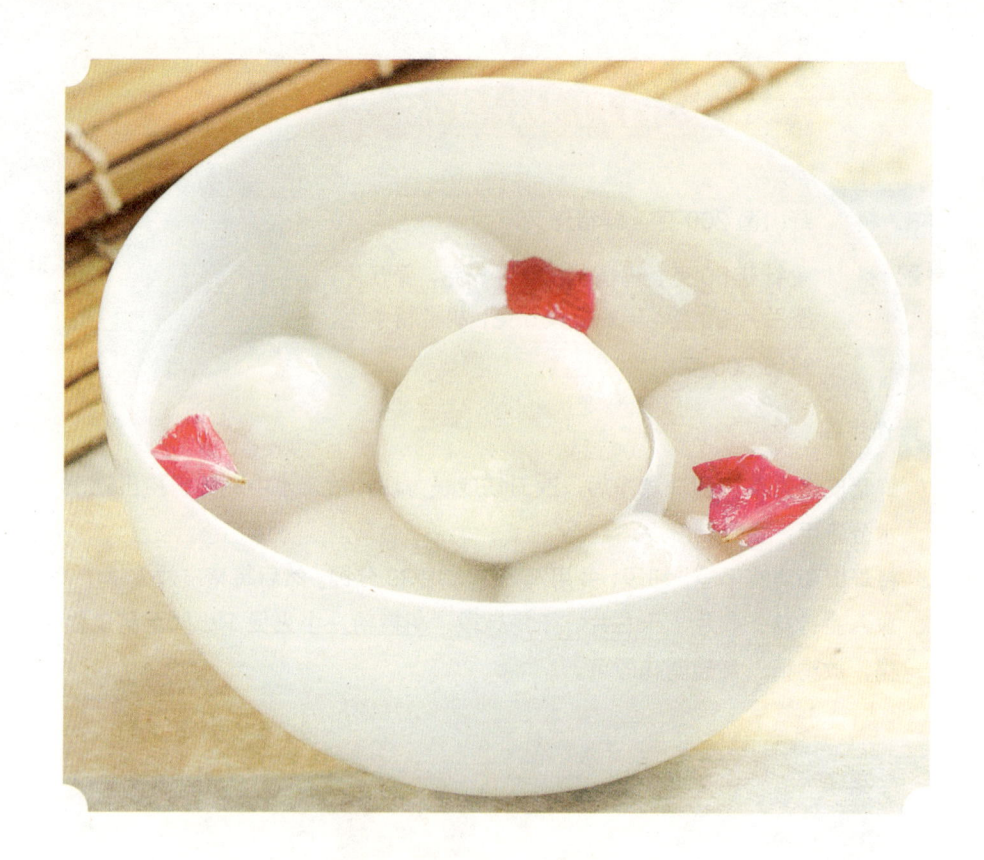

玫瑰汤圆

促进血液循环 美容除皱

主 料 干面粉5克，糯米粉、熟芝麻各适量

配 料 白糖45克，色拉油、干玫瑰花各适量

操作步骤

1. 将干玫瑰去掉花托，用手捻碎，用少许热水泡一下；将熟芝麻擀碎，放入玫瑰花碎中，加45克白糖、5克干面粉、5克色拉油，拌成干一点的馅。
2. 用开水烫糯米粉，边烫边用筷子搅，水不要多，干爽一些，不烫手时加入色拉油揉成面团。
3. 揪成小剂揉成小圆球，做成窝形，包上玫瑰馅，揉圆成汤圆生坯，放入沸水中煮至汤圆漂起关火，撒上干玫瑰花瓣即可。

花胶乌鸡汤

主料 花胶20克，乌鸡半只，香菇适量

配料 姜、枸杞各适量，料酒、食盐各少许

补充胶原蛋白 补血抗衰老

操作步骤

1. 花胶放在清水里泡12小时，倒掉水；锅里放清水、姜片烧开，把发好的花胶放进去煮20分钟；将花胶捞起来，过冷水后洗干净。
2. 香菇用温水泡发，乌鸡斩块洗干净，锅里放水，放姜片烧开，把乌鸡放进水里，待水再次沸腾的时候倒进料酒，再煮开，把乌鸡捞起来，再用冷水洗干净。
3. 把乌鸡、香菇、花胶和姜片放进砂锅里，炖5小时，出锅前加入枸杞，放食盐调味即可。

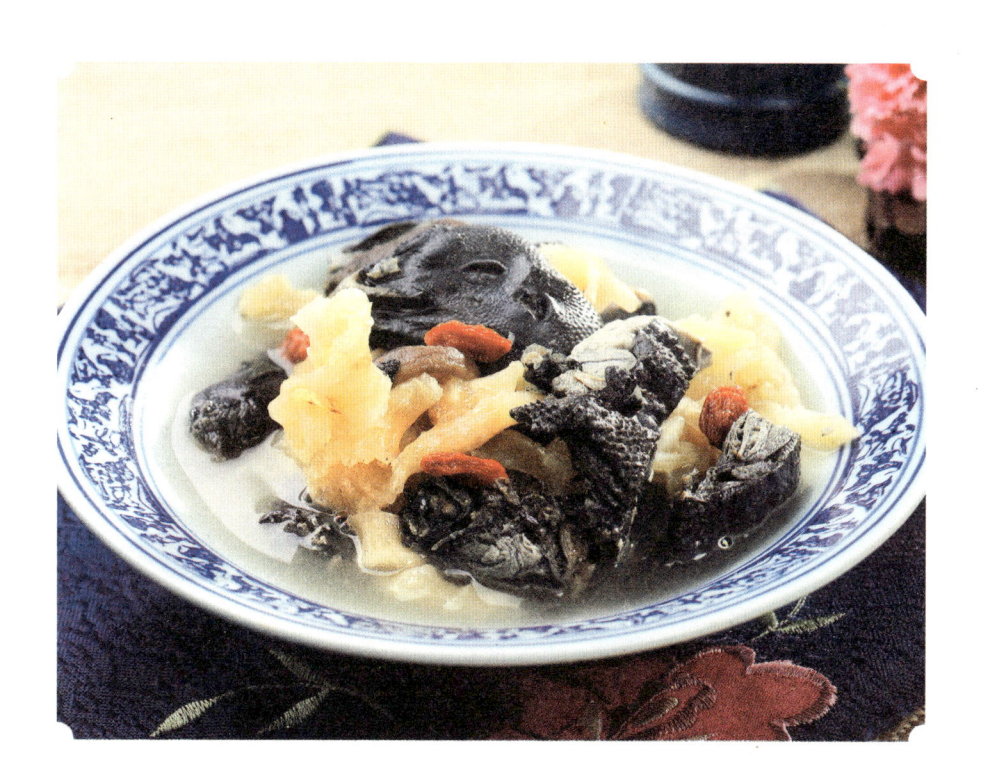

食疗养颜

山楂红枣煲牛肉

主 料 牛肉 300 克,山楂 30 克,红枣 40 克
配 料 姜片 20 克,葱段 10 克,食盐适量

活血化瘀
降血脂
抗衰老

操作步骤

1. 将牛肉洗净斩块;山楂、红枣洗净,山楂去核。
2. 锅内加水烧开,放入姜片、牛肉稍煮片刻,除去血沫,捞出待用。
3. 将处理好的牛肉放入瓦煲内,再加入姜片、葱段煲 2 小时,然后加入山楂、红枣继续煲 15 分钟,拣去姜片、葱段,调入食盐即成。

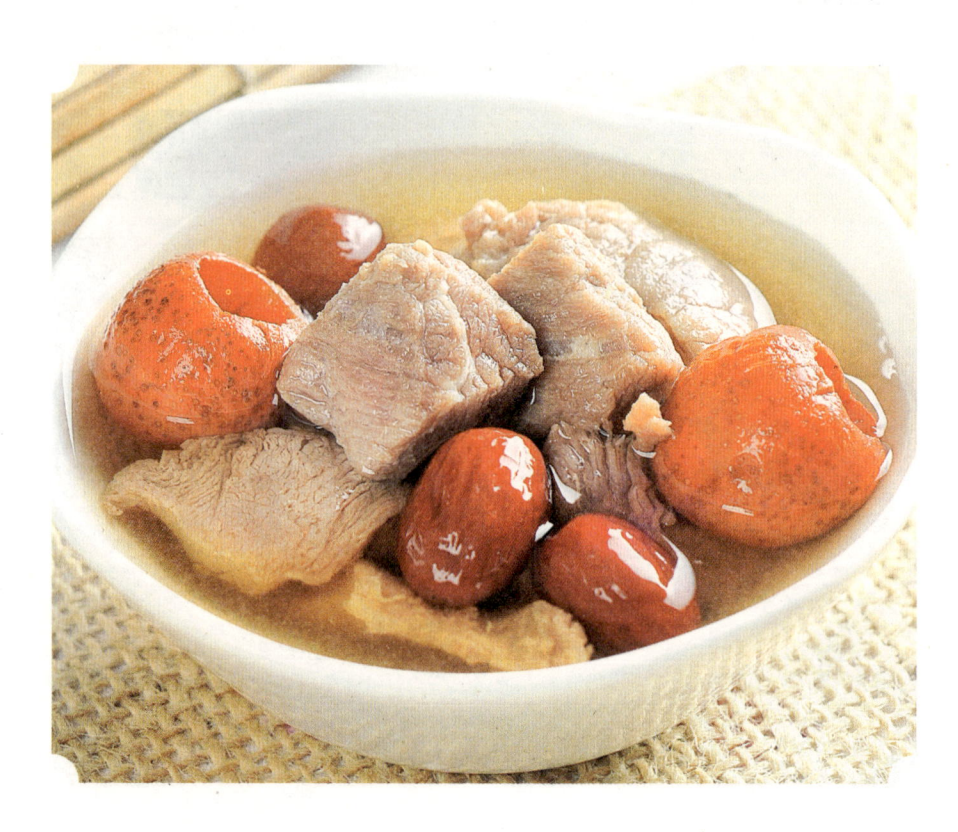

防老抗衰：抚平岁月痕迹 第5章

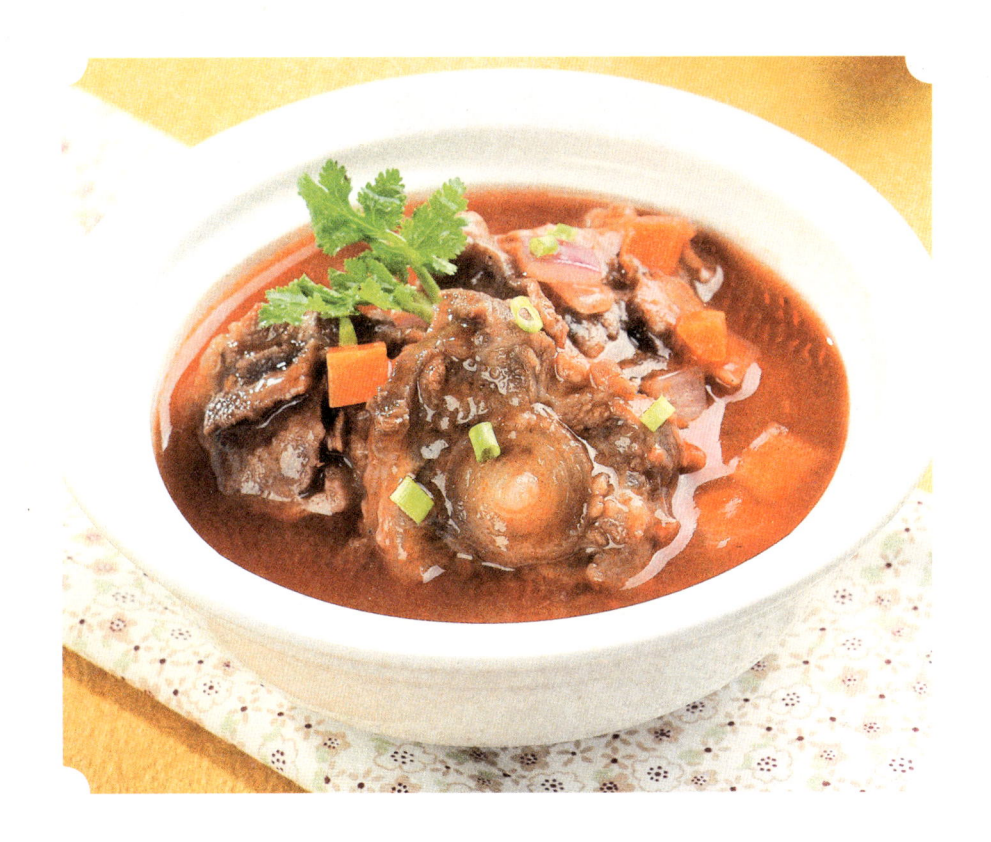

牛尾汤

主　料　牛尾400克，洋葱80克，胡萝卜60克
配　料　香葱6克，香菜20克，红油20克，辣椒油15克，食盐3克，料酒5克

强体魄
滋容颜
延缓衰老

操作步骤

1. 洋葱洗净切片；胡萝卜洗净切丁；香葱、香菜洗净切段；牛尾剁成段，用清水泡7小时，洗净入锅，加入料酒、清水，煮5分钟。
2. 盛出牛尾，用温水冲洗干净，倒入汤锅，锅内加入开水，用小火炖3小时。
3. 3小时后加入红油、辣椒油、食盐，倒入洋葱、胡萝卜，继续炖1小时。食用前撒入香葱、香菜即可。

丸子黄瓜汤

主料 黄瓜200克，猪肉150克，鸡蛋清适量

配料 葱、姜、食盐、味精、花椒水各适量

活血化瘀 降血脂 抗衰老

操作步骤

1. 将黄瓜洗净斜切片，葱、姜分别洗净切末。
2. 猪肉处理干净后剁成肉泥，加入鸡蛋清、姜末、葱末、食盐、水搅拌均匀，捏成肉丸。
3. 锅中添水，煮沸后倒入肉丸，撇去浮沫，待肉丸煮熟后，加入黄瓜片，加花椒水、食盐、味精调味即成。

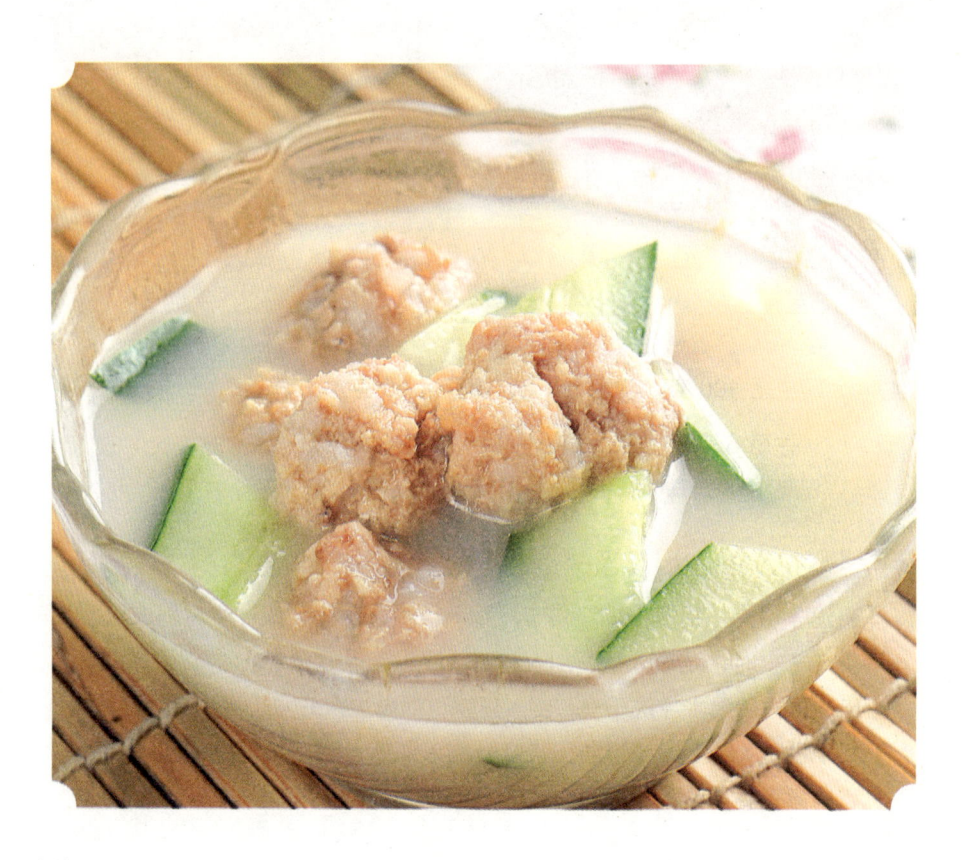

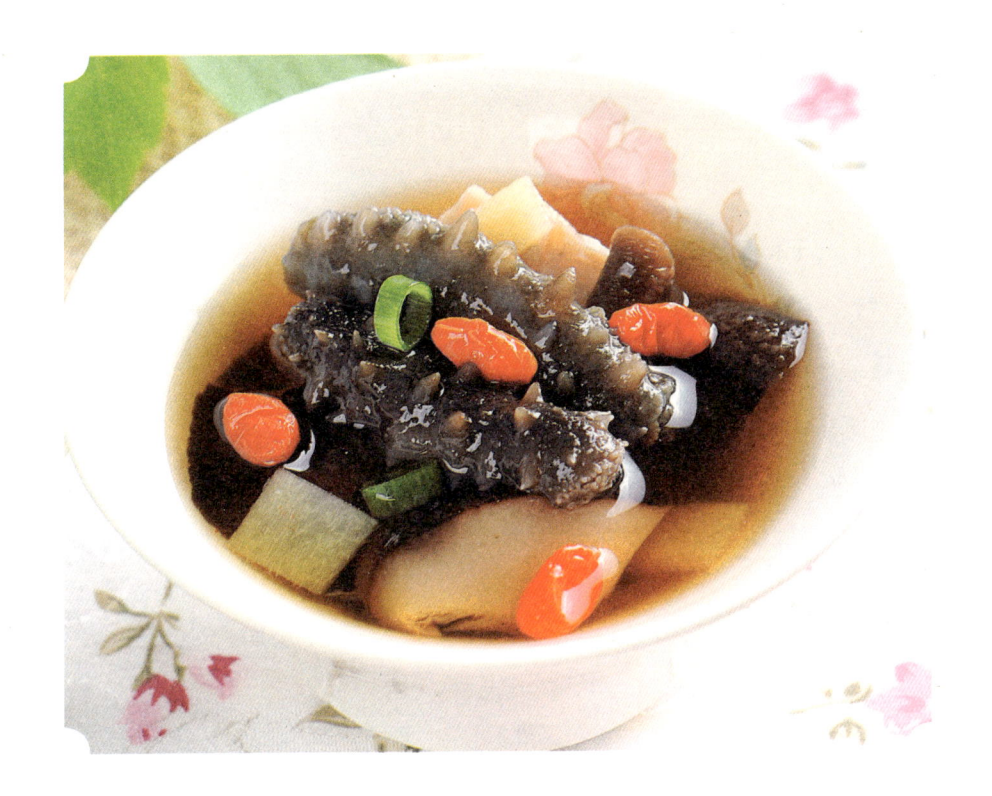

枸杞海参汤

- **主 料** 水发海参300克，枸杞20克，香菇50克
- **配 料** 料酒20克，酱油10克，白糖8克，葱6克，姜3克，食盐、味精各2克，植物油35克

益智强身
消除疲劳
延缓衰老

操作步骤

1. 海参洗净，撕去腹内黑膜备用；枸杞洗净；香菇洗净，切小块；姜切片；葱切花。
2. 锅置火上，倒入植物油，六成热时下入葱花、姜片爆香，倒入海参、香菇翻炒均匀；加入料酒、酱油、白糖调味，加入清水，以武火煮沸，再转文火焖煮。
3. 待海参煮熟后加入枸杞、食盐、味精即成。

海参当归汤

主 料 干刺海参100克,当归、百合各30克

配 料 姜丝、食盐、味精各适量

操作步骤

1. 把海参从腹下开口,去除内脏后备用。
2. 锅中放入水,将当归、姜丝放入锅内略煮。
3. 把海参与百合放入锅中,炖煮至熟后放入食盐、味精调味即可。

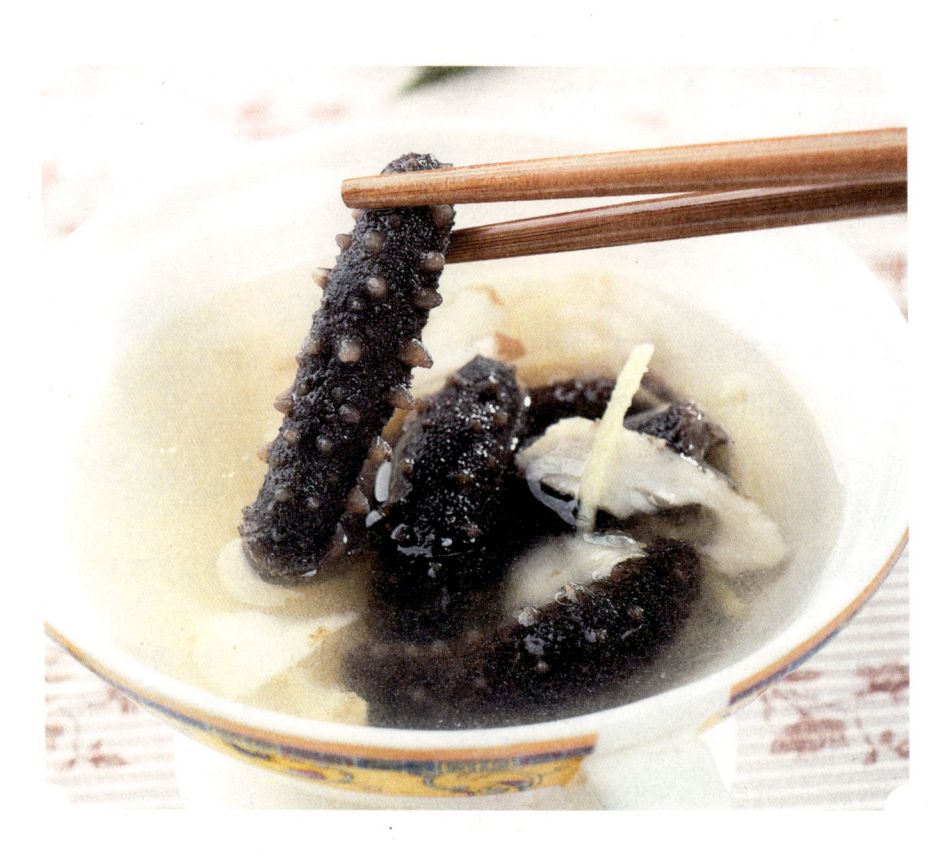

延缓衰老
提高记忆力

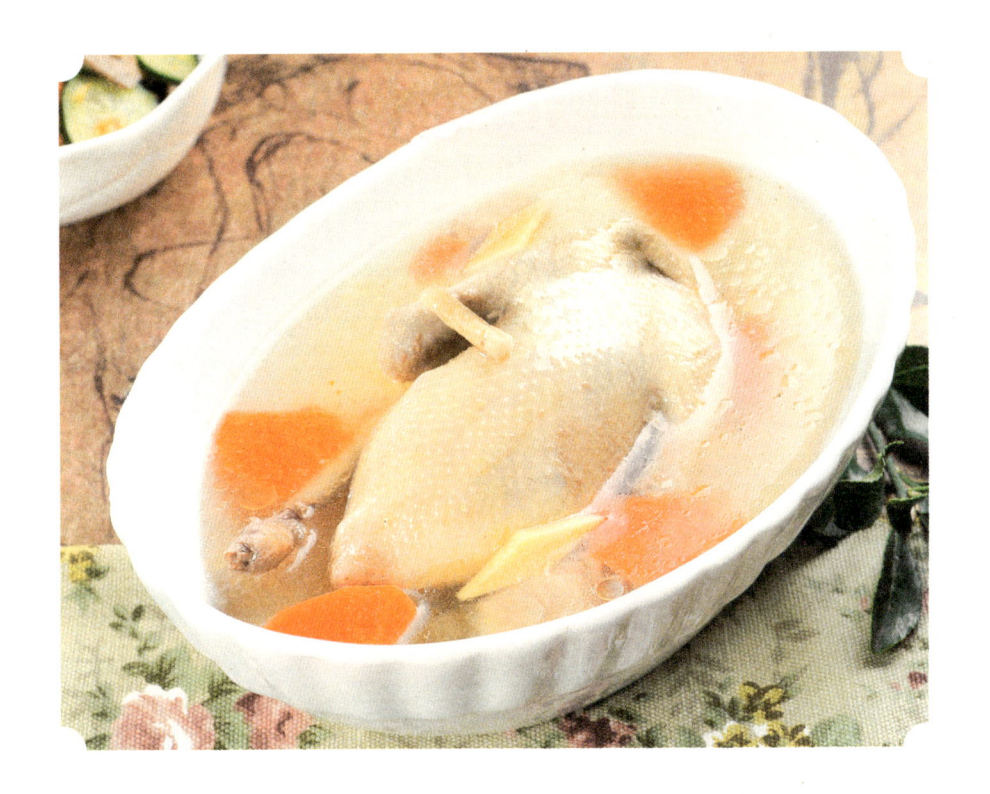

北芪党参炖老鸽

主料 老鸽1只，北芪、党参各25克，胡萝卜15克

配料 姜5克，花雕酒、食盐、味精、鲜汤各适量

防止细胞衰老 延年益寿

操作步骤

1. 将老鸽处理后洗净，放进沸水中焯去血污，捞出洗净；姜去皮切片；胡萝卜洗净切小块。
2. 煲内加鲜汤，烧开后放入老鸽、胡萝卜块、北芪、党参、姜片、花雕酒，煲2小时后加入食盐和味精调味即可。

枸杞豆浆

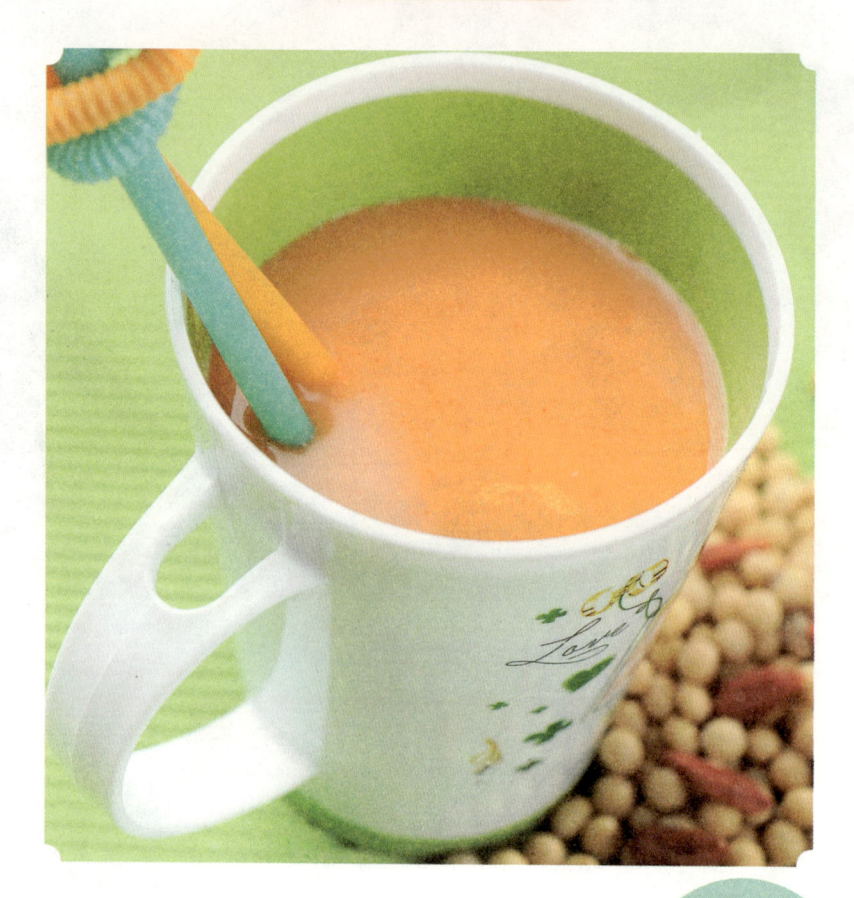

主 料 枸杞、黄豆各适量

配 料 无

操作步骤

促进细胞新生 改善皮肤弹性

1. 先去除黄豆中的杂物，漂洗干净，浸泡6小时，捞出待用；枸杞洗净后泡好待用。
2. 将黄豆和枸杞放入豆浆机中，加水到上下水位线之间。
3. 接通电源，按"五谷豆浆"键，直到机器提示豆浆做好。
4. 滤掉豆浆的渣滓，倒入杯中即可饮用。

番茄胡萝卜苹果汁

- 主 料　苹果250克，胡萝卜、番茄各150克，柠檬汁适量
- 配 料　无

活血化瘀
降血脂
抗衰老

操作步骤

1. 苹果洗净，去皮去核，切成小块；番茄洗净去蒂，切块；胡萝卜洗净切块。
2. 把除柠檬汁外的其他食材一起放入豆浆机中，接通电源，加入适量的水，按下"果蔬汁"键，直至机器提示做好。
3. 将榨好的果汁倒入杯中，加入适量柠檬汁即可。

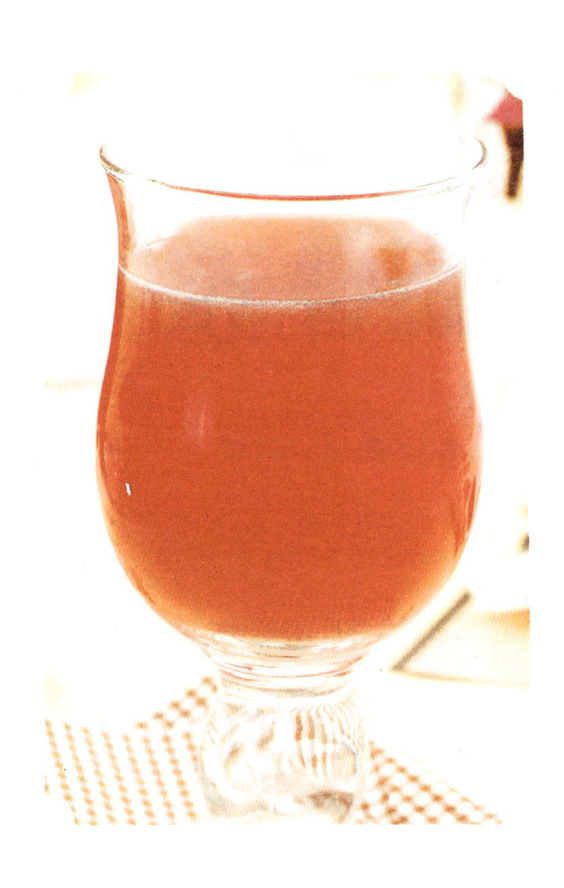

番茄圆白菜汁

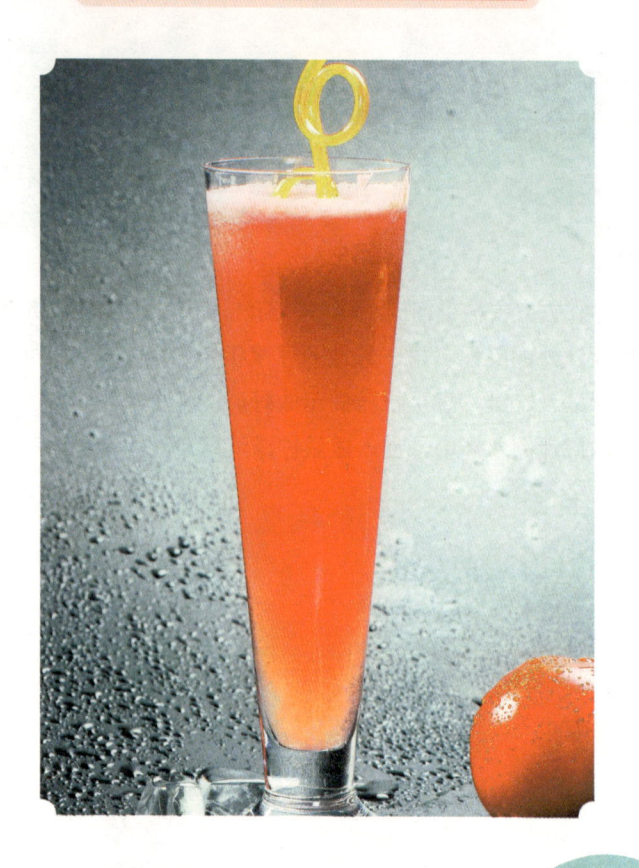

- **主料** 番茄、圆白菜各适量
- **配料** 无

操作步骤

1. 番茄洗净，去皮、去籽、去蒂后切成小块；圆白菜洗净后去蒂和菜心，切成小块待用。
2. 把番茄和圆白菜放入豆浆机中，接通电源，加入适量的水，按下"果蔬汁"键，直至机器提示做好。
3. 将榨好的番茄圆白菜汁倒入杯中即可。

抗氧化
美容抗皱

第6章

瘦身塑形：打造窈窕身材

你是否渴望拥有迷人的身材，却又因为繁忙的工作而没有时间运动，或者对烦琐的减肥方法望而却步？食疗瘦身塑形，让你不再陷入各种瘦身塑形误区，在带给你外在美丽的同时，也带来内在的健康！

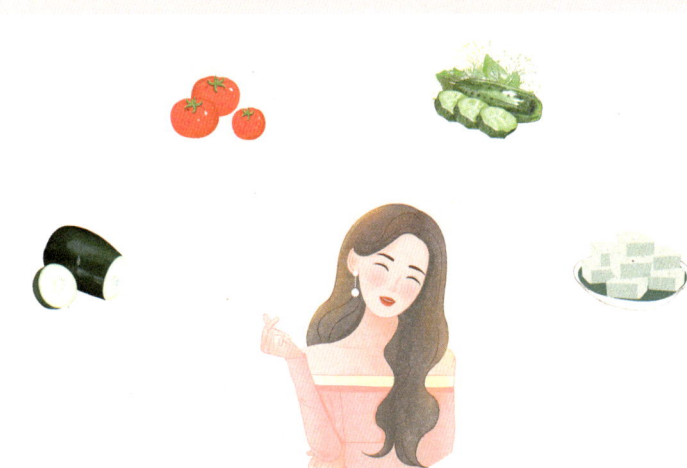

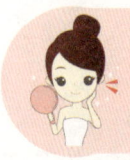

做健康有活力的窈窕淑女

很多人发现，随着年龄的增加，腰上、胳膊上、腿上的赘肉越来越多，尤其是过了35岁之后，许多漂亮的衣服再也穿不进去了，维持苗条身材的代价越来越大。有些女性生育过后，也一直瘦不下来，不仅影响美观，还可能会影响健康。

引起肥胖的原因

1 遗传

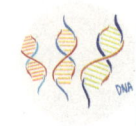

部分肥胖者可能是由家族遗传引起的,比如父母双方都肥胖，儿女肥胖的概率也会有所增加。

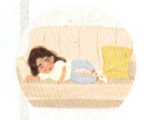

2 饮食不当

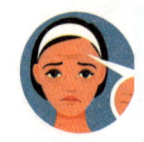

比如经常吃高热量食物和高糖分食物、暴饮暴食等，也会引起肥胖。

3 不爱运动

运动量不足，体内剩余的热量就会转变成脂肪，日积月累逐渐变胖。

4 脏腑失调

中医认为，无论是脾胃失调，还是肝胆失调，都会引起肥胖。

如何健康快速地瘦身塑形，又该如何维持苗条身材呢？一起来了解一下吧！

如何通过饮食快速瘦身减肥

俗话说："管住嘴，迈开腿。"饮食对瘦身塑形的影响是很大的。那么该如何通过饮食来快速瘦身减肥并且不反弹呢？

★ **少吃碳水化合物，增加蛋白质摄入**

当人体摄入糖分过多，产生的能量超过所需的能量时，多余的糖分就会堆积在体内，导致肥胖。蛋白质是人体必需的营养元素之一，摄入不足会使人营养不良、肌肉流失，从而有损容颜。所以，在减肥时，应适当减少糖分摄入，同时选择一些低热量、高蛋白的食物，如牛肉、鸡肉、虾肉、鱼肉等。

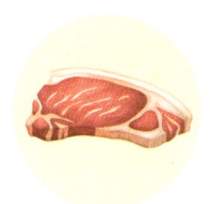

兔肉

兔肉与一般畜肉相比，有以下几个优点：一是脂肪含量较低，100 克兔肉仅含约 0.4 克脂肪；二是蛋白质含量较多，100 克兔肉中含蛋白质约 21.5 克；三是含卵磷脂丰富；四是胆固醇含量较少。因此兔肉很适合肥胖人群食用。

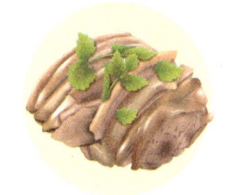

鸭肉

鸭肉中蛋白质的含量比畜肉高得多，脂肪含量适中且分布均匀，鸭肉中的脂肪酸主要是低碳饱和脂肪酸和不饱和脂肪酸，易于消化。体内有火、肥胖的女性吃鸭肉较为合适。

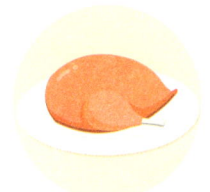

鸡肉

鸡肉中蛋白质含量高达 23.3%，而脂肪含量只有 1.22%，比其他禽肉、畜肉低得多。

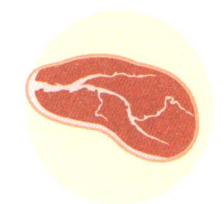

瘦猪肉

瘦猪肉中蛋白质含量高达 20%，炖煮去脂后，脂肪含量会有所下降，也适合肥胖人群食用。

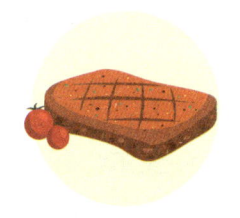

牛肉

100 克牛肉中含蛋白质约 20 克，且含较多氨基酸，同时胆固醇、脂肪含量低，适合肥胖、冠心病、高血压人群食用。

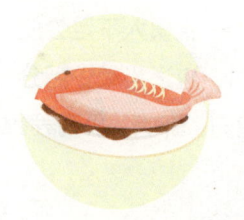

鱼类

鱼类含有多种不饱和脂肪酸,具有很好的降胆固醇、降脂作用,且热量较低,适合肥胖人群。如比目鱼,每磅(约454千克)只含360卡热量。

★ 少吃高热量、高脂肪食物

想要瘦身减肥,就要少吃高脂肪、高热量的食物,如动物内脏、炸鸡、炸薯条、奶油蛋糕、动物油、汉堡、巧克力、可乐等。

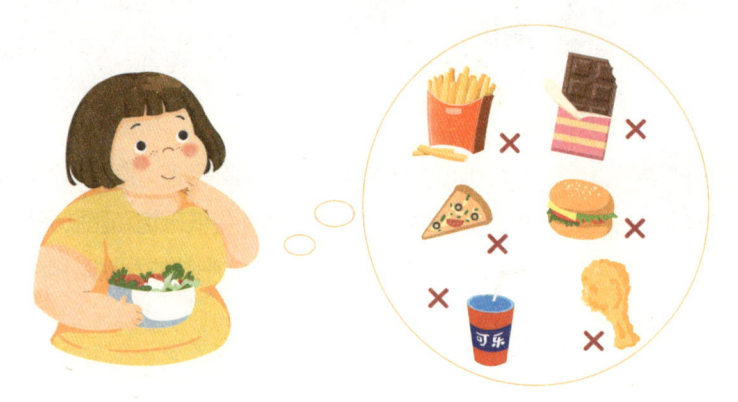

★ 尽量不吃零食

很多人减肥时,对饭量控制严格,却零食不离手,例如边看电视边吃花生、开心果、薯片等零食。其实有些零食热量很高,比如两把花生几乎等于三碗米饭,因此尽管吃饭少,却还是瘦不下来。减肥人群在控制饭量的同时,也要注意尽量不吃零食。

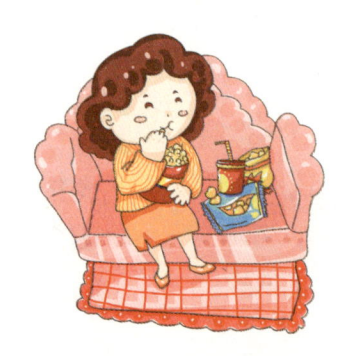

★ 巧妙搭配饮食

减肥时,还需要科学饮食,将蛋、肉、豆、菜等搭配好,清淡为主,这样才能既给人体提供所需的热量,保障日常的学习和生活,又不会有多余的热量被合成脂肪。

瘦身塑形：打造窈窕身材 第6章

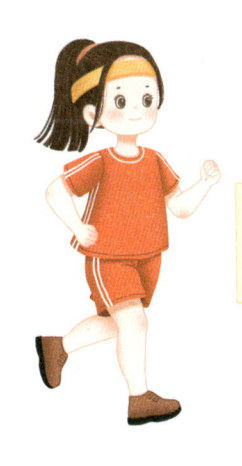

减肥时，饮食也要科学合理搭配哦！

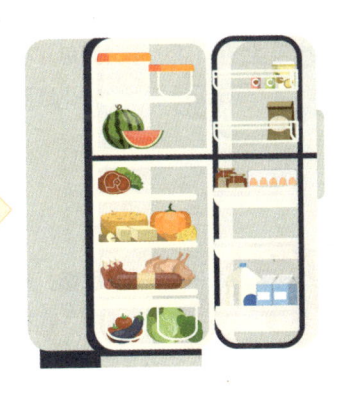

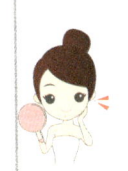

温馨贴士

在减肥时，为了获得立竿见影的效果，有的人采取断食的方法，只喝水，几乎不吃食物；有的人只喝一些特制的果汁、蜂蜜、糖水等。这是很不可取的，断食法对身体健康十分不利，人体各组织和器官必须进行新陈代谢才能维持生命，断食后，很有可能引起胃溃疡或十二指肠溃疡。而且，断食虽然可以快速减肥，但结束断食后，体重很容易反弹。所以，减肥切不可急于求成，不要用断食法减肥，而要循序渐进，以免损害身体健康。

轻松瘦身的燃脂果蔬

吃减肥药？不安全！运动？没那么多时间！怎么办？其实，有些果蔬有降脂减肥的作用，如冬瓜、豆芽、黄瓜、生菜、冻豆腐、白萝卜、番茄等。

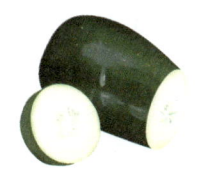

冬瓜：冬瓜水分高，热量低，有利尿去水的功能，还有一定的减肥作用。且冬瓜不含脂肪，所以肥胖者常吃冬瓜，可排出体内过多的水分，清理体内环境。

113

食疗养颜

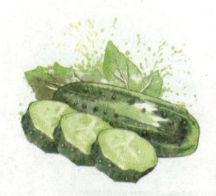

黄瓜：黄瓜中含有丙醇二酸类物质，可抑制体内糖类物质转化成脂肪，有效减少体内的脂肪堆积。

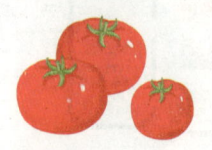

番茄：番茄有促进消化的作用。饭后吃1个中等大小的番茄，既有益身体健康又不会长胖。

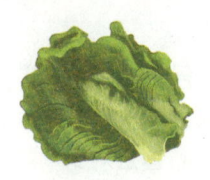

生菜：生菜是很多人推崇的瘦身食物，它富含水分和纤维素，可减轻空腹感，有助于清除体内垃圾，极具美容和减肥效果。

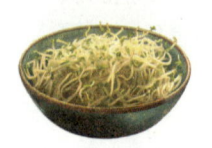

豆芽：豆芽的脂肪含量很低，水分较多，常吃有助于减肥纤体。其中绿豆芽效果最为显著。

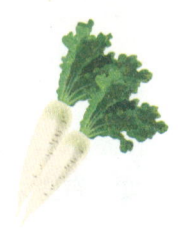

白萝卜：白萝卜的热量很低，水分多，且含有一种酶类物质，能促使脂肪新陈代谢，可以减少脂肪在皮下聚集，预防肥胖。

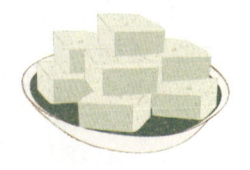

冻豆腐：新鲜豆腐经过冷冻后成了冻豆腐，在此过程中豆腐内部组织结构发生了变化，可吸收人体全身组织和肠胃里的脂肪，利于脂肪排泄，从而不断减少体内积蓄的脂肪，达到减肥的目的。

身材想苗条，饮食习惯要好

拥有苗条身材，是很多女性梦寐以求的事情。若想保持苗条身材，需要注意以下几个方面。

★ 三餐定时定量

有些人为了维持苗条身材，选择节食，不吃早饭或晚饭。其实，无论哪一餐不吃，都会导致下一餐吃得更多，而身体因为太久没有进食，分解脂肪的能力会减弱，合成脂肪的能力会增强，这样吃入的过量食物就会转为脂肪存储起来，反而不利于身材的维持。所以，三餐要正常吃，这样也可以降低暴饮暴食的可能性。不过，晚餐宜只吃八成饱，因为夜间胰岛素分泌特别旺盛，容易将食物转化为葡萄糖，随后葡萄糖被转化为脂肪，容易导致肥胖。

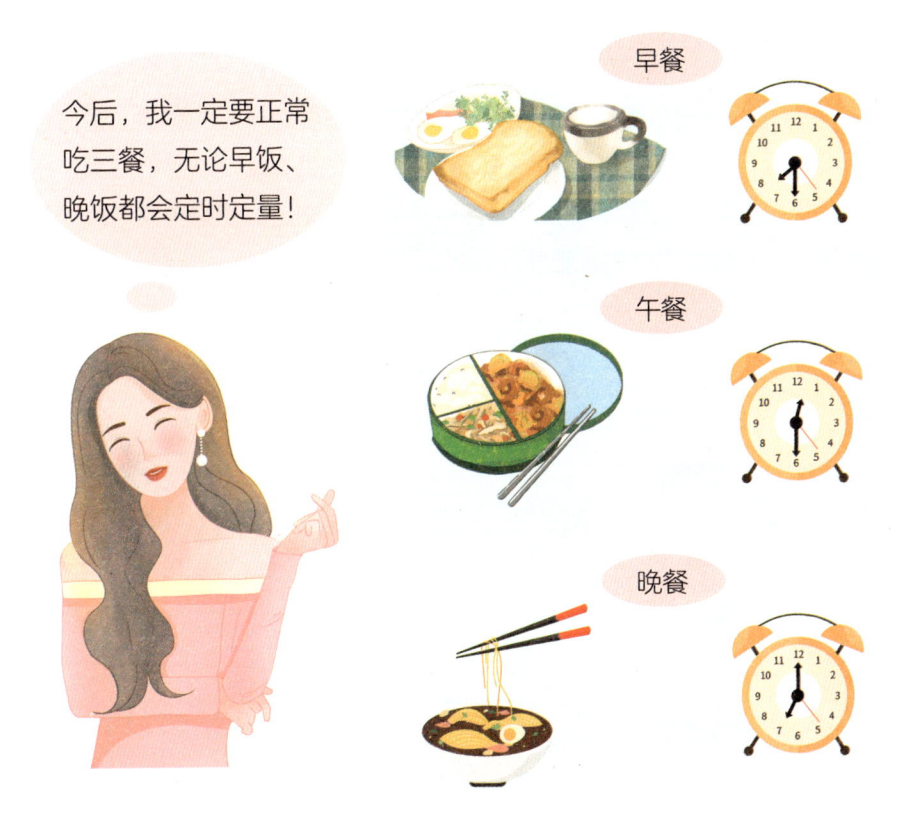

今后，我一定要正常吃三餐，无论早饭、晚饭都会定时定量！

早餐

午餐

晚餐

食疗养颜

★ **吃东西细嚼慢咽**

吃饭时,应细嚼慢咽,这样容易产生饱腹感,避免过量饮食。

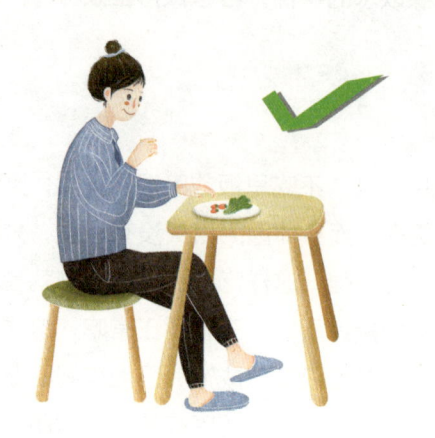

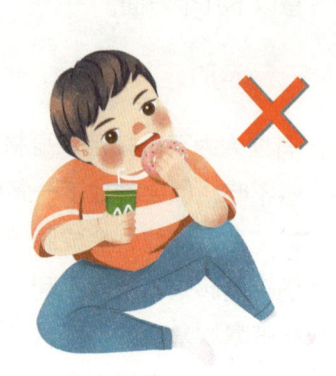

★ **平衡膳食**

人们每天吃的东西不但要达到一定的量,还要有丰富的种类,最好由多种食物组成,含有谷类、薯类、动物性食物、豆类及其制品、蔬菜、水果、纯热能食物等。这样才能保证各种营养来源充足,否则容易造成营养比例失调,出现营养不良或肥胖等症状。

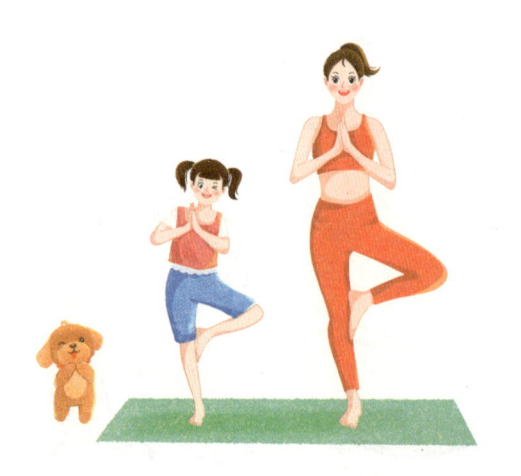

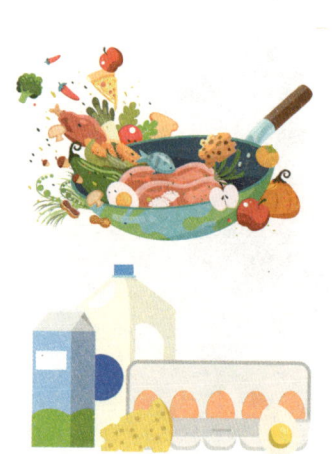

瘦身塑形：打造窈窕身材 第6章

减掉小肚腩，吃出迷人小蛮腰

现在很多人长期坐在办公桌前、电脑前、电视机前，很容易使脂肪堆积到腰腹部，长出"水桶腰"。要想改变这种情况，首先要增加运动量和调整饮食，在不伤害身体的情况下，有效缩减小肚腩。

高纤维能促进肠胃蠕动，让人更有饱腹感，对于有小肚子的女性尤其适合。营养学家也建议，若想保持身材，女性每天大概需要摄入25克的纤维。所以，我们应多吃新鲜蔬菜和薯类，也应经常吃一些谷物、粗粮和水果，因为它们含膳食纤维较多。

★ 多吃新鲜蔬菜和薯类

《中国居民膳食指南》推荐，每人每天宜吃300～500克蔬菜，并注意增加薯类的摄入。蔬菜和薯类的膳食纤维含量都很高。常见的富含膳食纤维的蔬菜有韭菜、芦笋、芹菜、菠菜、西蓝花、蒜薹、竹笋等。菌类蔬菜如鸡腿菇、金针菇、香菇等膳食纤维含量尤为高。另外，豌豆、毛豆、蚕豆等鲜豆类食物也是富含膳食纤维的佼佼者。

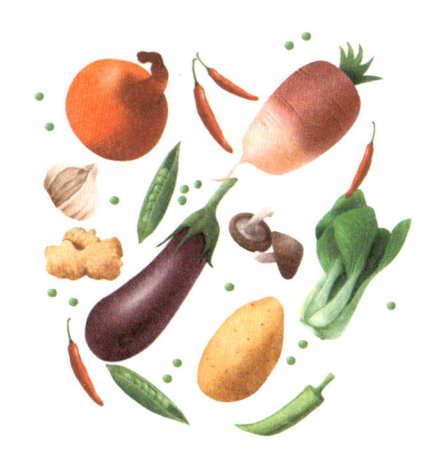

★ 经常吃一些谷物和粗粮

《中国居民膳食指南》指出，成年人每天需摄入谷类250~400克。而现在很多人的主食是用精米细面做成的，殊不知，在精米细面的制作过程中，米面流失了大量的膳食纤维，不利于瘦身和养生。所以，我们也应适度吃一些粗粮，比如玉米、小米、紫米、高粱、燕麦、荞麦以及各种干豆类（如黄豆、绿豆等）。

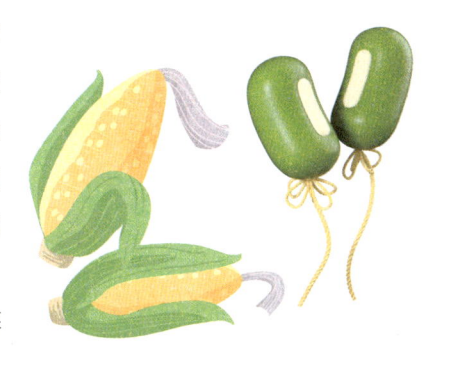

食疗养颜

★ 多吃水果

《中国居民膳食指南》推荐，每人每天至少摄入250~400克水果。猕猴桃、鲜枣、杧果、苹果、梨等水果都含有大量的膳食纤维。值得注意的是，榨果汁喝时，最好把果渣一起吃掉，这对维持肠胃功能正常、缓解肥胖和提高身体免疫力都有很重要的作用。

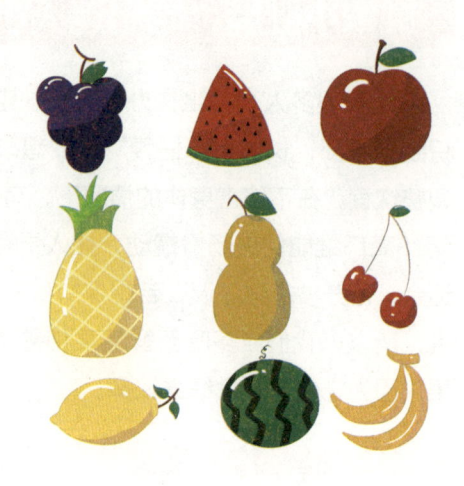

一些有利于减肥的水果

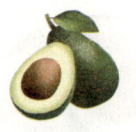

·鳄梨
鳄梨中含有大量水分和纤维质，能让人很快就有饱腹感。而且鳄梨中含有大量不饱和脂肪，能预防多种疾病，有效减重，让人维持苗条体态。

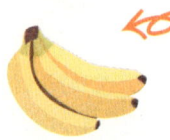

·香蕉
香蕉既容易使人产生饱腹感，减少进食量，又能润肠通便，帮助排除毒素，起到收缩腰腹的作用。

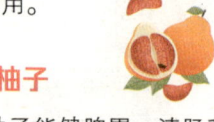

·柚子
柚子能健脾胃、清肠利便，可消除腰腹部赘肉。

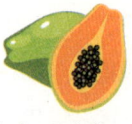

·木瓜
木瓜中含木瓜酵素，它可通过分解脂肪和糖类，促进新陈代谢，并且及时把多余的脂肪排出体外，帮助消除腰腹部赘肉。

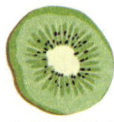

·猕猴桃
猕猴桃中含大量水分和膳食纤维，能有效调理便秘，防止毒素在腰腹部堆积，并帮助消除腰腹部多余的脂肪。

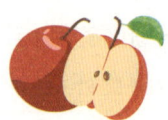

·苹果
苹果中富含钾，有利水作用，能使废水不在身体里滞留，具有不错的瘦腰效果。

瘦腿食材，有效对抗"大象腿"

对于女性而言，下半身的身材管理也至关重要，尤其是上班族，工作时几乎都是久坐不动，导致脂肪逐渐累积在下半身，尤其是大腿与臀部。那么该如何吃出纤纤玉腿呢？可以常食紫菜、菠菜、蛋、香蕉、赤小豆、茅根、西芹、猕猴桃、西瓜、苹果、番茄、木瓜等食物，它们都有瘦腿的作用。

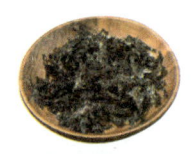

紫菜：紫菜不仅含有丰富的维生素 A、维生素 B，还含有丰富的纤维素及矿物质，可以使体内的废物和积聚的水分排出，从而达到瘦腿之效。

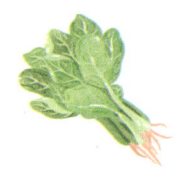

菠菜：菠菜可促进血液循环，让距离心脏较远的双腿能够吸收到充足的养分，加快新陈代谢，帮助瘦腿。

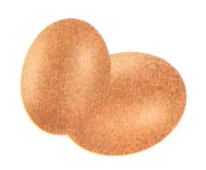

蛋：蛋中蕴含的 B 族维生素可以有效地减少身体下半身的脂肪。

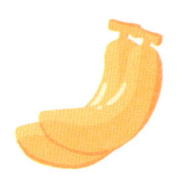

香蕉：香蕉含钾丰富，含脂肪量极低，多吃香蕉可减少脂肪在下半身堆积。

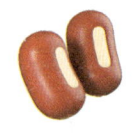

赤小豆：赤小豆不仅可以促进肠道蠕动，还能清宿便、利尿等，对清除下半身的脂肪很有效。

食疗养颜

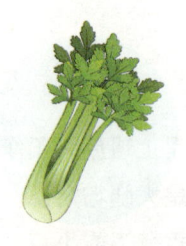

西芹：西芹中含有丰富的钾和大量优质的钙，能有效减少身体下半身的水肿肥胖。

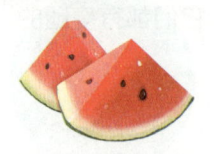

西瓜：西瓜是水果中的利尿专家。吃西瓜可减少身体中多余的水分，可消肿，特别是腿部浮肿。

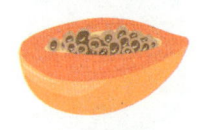

木瓜：木瓜中的蛋白分解的酵素可以清理因为吃了肉食而聚集在身体下半身的脂肪，达到瘦腿的功效。此外，木瓜中含有优质果胶，有清肠作用。

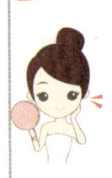

温馨贴士

在生活中，想要减脂、防止脂质沉积，还需要多运动和避免饮酒过量。坚持运动可以有效消耗体内多余的脂质，防止脂质沉积；而酒中含有乙醇，在体内会产生很高的热量，且很容易转化为脂肪，沉积在体内。因此，经常喝酒的人多有啤酒肚。

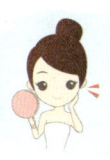

好身材，吃出来

每个女人都想要玲珑有致、婀娜多姿的身材。既然我们每天都要吃饭、喝水，何不在饮食上下功夫，既能满足口腹之欲，又能通过食疗来瘦身塑形呢？

麻辣南瓜

主料 南瓜 750 克

配料 芝麻油、食盐、味精、白糖、酱油、醋、花椒粉各适量，葱花 5 克，红油少许

清心润肺
美容减肥

操作步骤

1. 南瓜去皮洗净，切成条，撒上食盐，腌渍约 5 分钟。
2. 将红油、食盐、味精、白糖、酱油、醋、花椒粉放入碗内，调匀成麻辣汁。
3. 炒锅置旺火上，放入清水烧沸，倒入南瓜条，熟后捞出淋少许芝麻油拌匀晾凉，放入净盘内，拌上麻辣汁，撒上葱花即可。

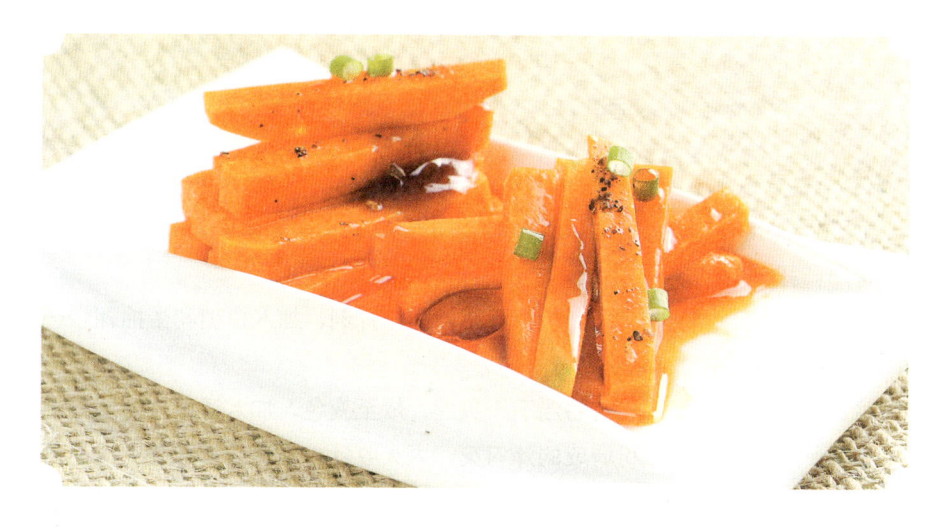

食疗养颜

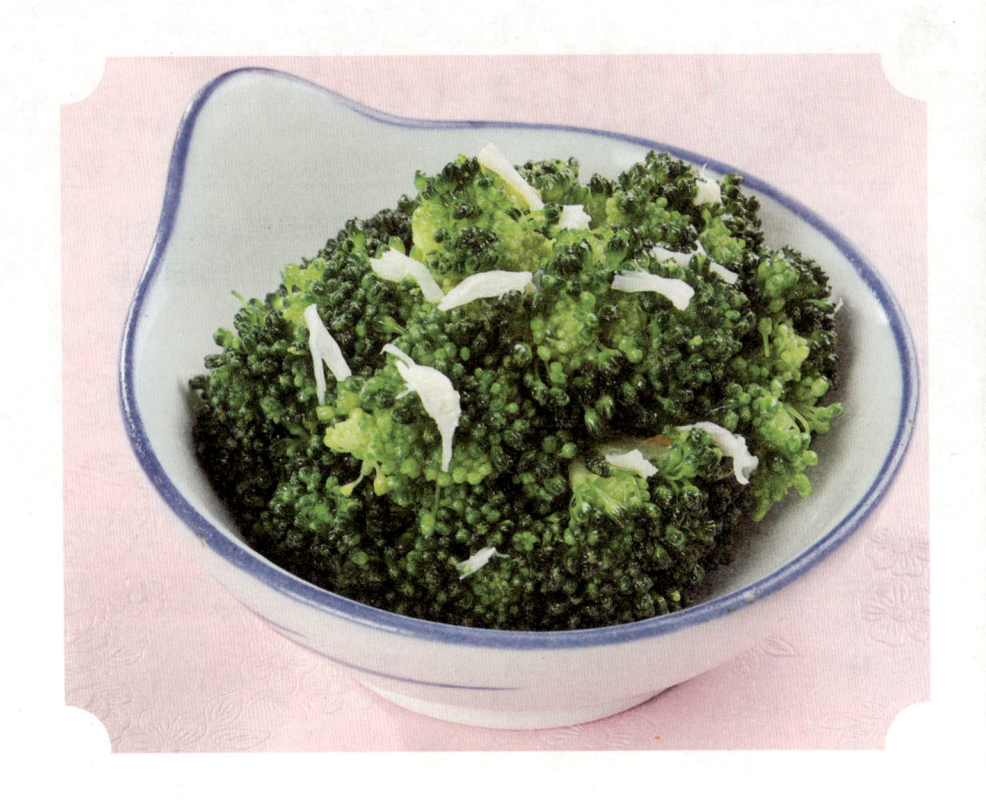

干贝西蓝花

主 料 西蓝花400克，干贝20克

配 料 植物油、高汤、花雕酒、生抽、食盐、蒜、生粉、白糖各适量

防癌抗癌
减肥塑身

操作步骤

1. 干贝用冷水泡发，撕成丝；西蓝花洗净切朵，焯水；花雕酒与生粉调成汁备用；蒜切片。
2. 热锅放油，下蒜片爆香，倒入西蓝花，翻炒片刻，加入白糖和生抽翻炒一下出锅装碟。
3. 另起锅加少许植物油，待油温下干贝丝，炒至变色，加入适量高汤烧开，然后倒入花雕酒与生粉调成的汁勾芡，大火收汁，加食盐调味后倒入西蓝花中即可。

瘦身塑形：打造窈窕身材 第6章

美味竹笋尖

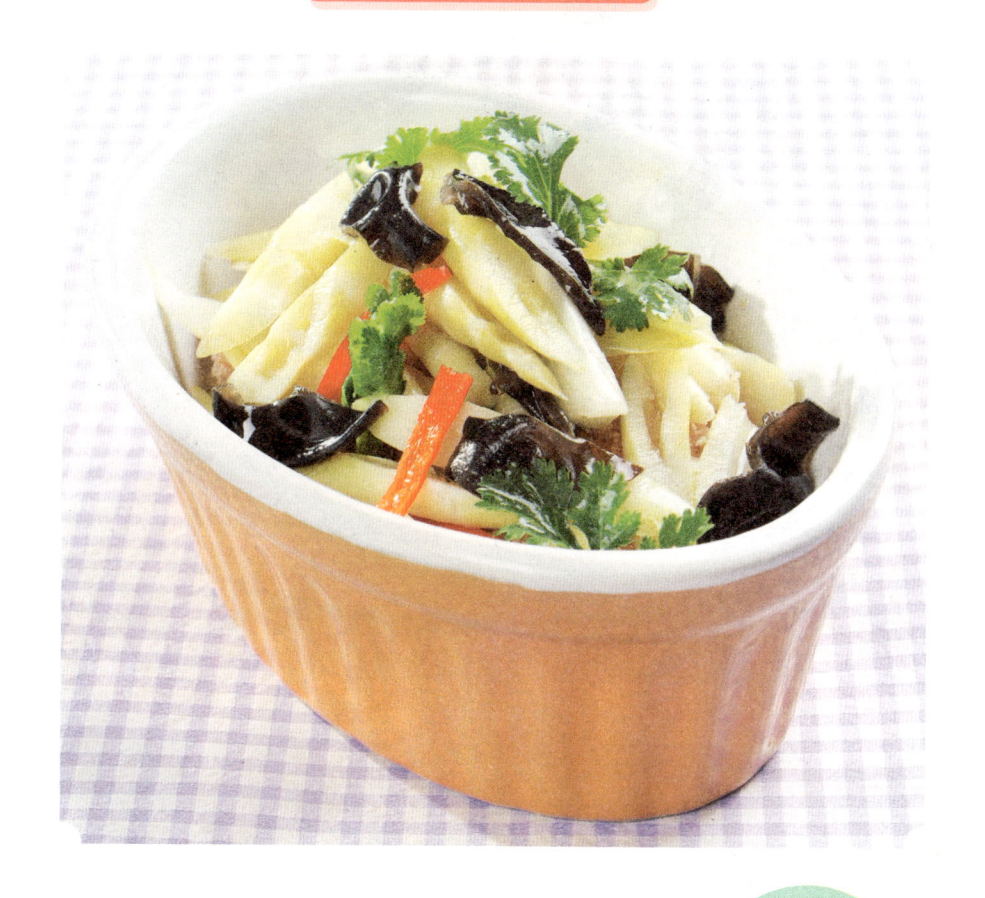

清凉解暑
降脂减肥

[主 料] 竹笋尖200克，木耳适量，红尖椒少许

[配 料] 植物油30克，香菜、食盐、鸡精各适量

操作步骤

1. 竹笋尖洗净，斜切段，放入沸水锅中煮3分钟，捞出后过凉水，沥干水分；红尖椒洗净切条；木耳泡发，洗净后撕成小朵；香菜洗净切段。
2. 炒锅置于旺火上，下植物油烧热，放入竹笋尖、红尖椒翻炒，加适量水，焖5分钟左右。竹笋尖熟后，加入木耳、食盐、鸡精略微翻炒至熟，最后撒上香菜起锅即可。

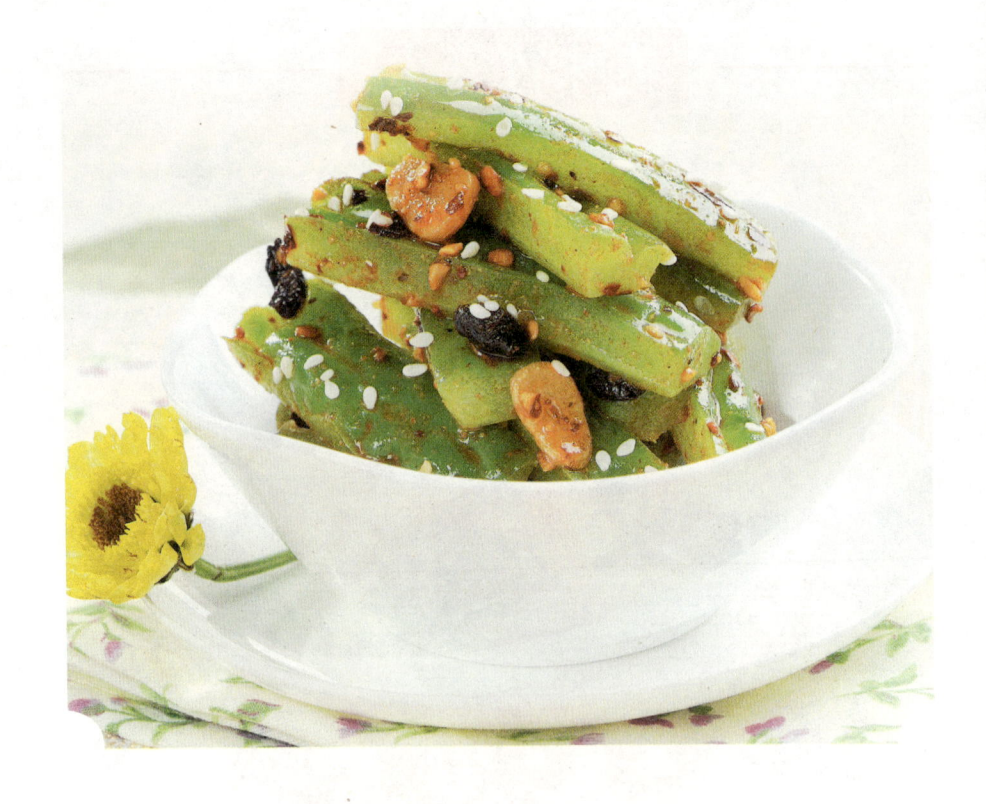

老干妈炒苦瓜

主料　苦瓜 250 克

配料　高汤 50 克，老干妈豆豉 15 克，大蒜 4 瓣，食盐 2 克，植物油适量，熟白芝麻少许

消脂减肥
排毒养颜

操作步骤

1. 苦瓜对半剖开，挖去瓤，洗净后切成条，放入滚水中汆烫后捞出；大蒜切片。
2. 中火烧热锅中的植物油，放入苦瓜条煎至表面变色时捞出备用。
3. 锅中留底油，大火烧至七成热，放入蒜片、豆豉煸炒出香味，然后放入苦瓜翻炒几下，加入食盐、高汤，烧开后转中小火煮 3 分钟，转大火收干汤汁，撒入白芝麻即可。

瘦身塑形：打造窈窕身材 第6章

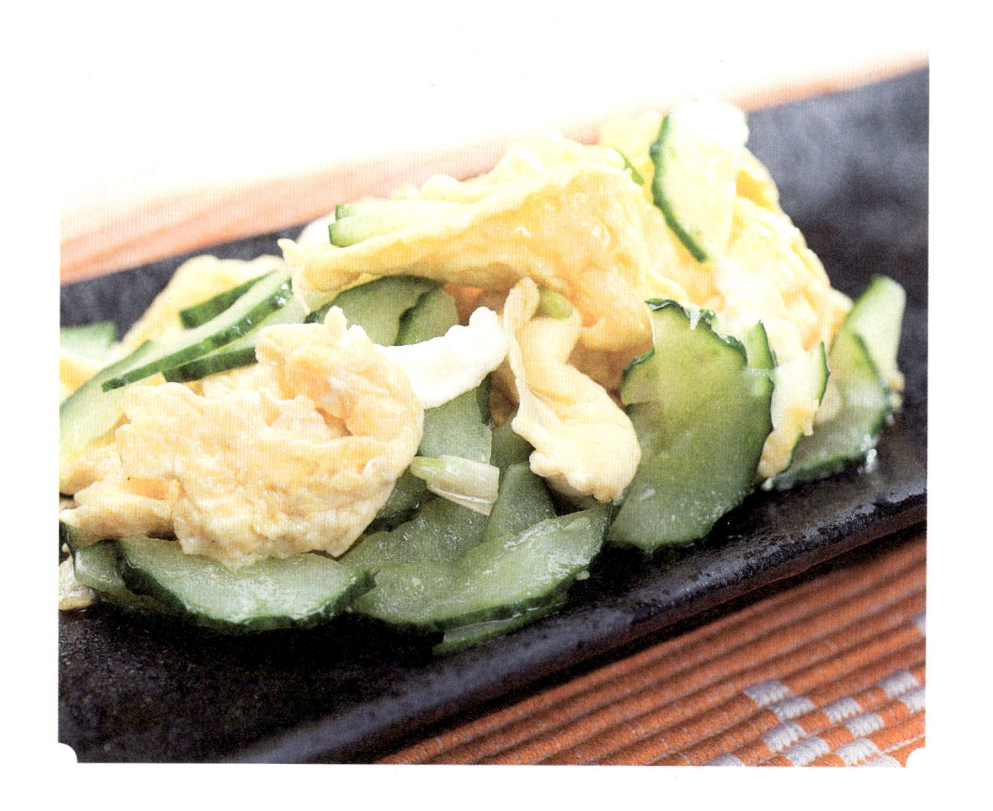

黄瓜炒鸡蛋

[主 料] 黄瓜150克，鸡蛋4枚
[配 料] 色拉油、食盐、味精、姜丝、芝麻油各适量

操作步骤

1. 将黄瓜洗净，切片；鸡蛋打入碗内，调入少许食盐搅匀备用。
2. 净锅上火，倒入色拉油烧热，下姜丝爆香，放入鸡蛋液炒熟，再下入黄瓜，放入食盐、味精翻炒一会儿，出锅前淋芝麻油即可。

燃烧脂肪
美容保健

食疗养颜

椒丝炒鸭肠

主料 鸭肠300克，青椒丝120克

配料 芝麻油6克，食盐6克，料酒15克，酱油、醋、植物油各适量，鸡精少许

健脾活血
降脂减肥

操作步骤

1. 把鸭肠处理干净，放在沸水锅中略焯，当鸭肠稍卷时浸入凉水中。
2. 等鸭肠泡凉后，捞出切成长段，然后再放入干净的沸水锅中略焯，沥净水分备用。
3. 在锅中加适量植物油，油热后倒入鸭肠翻炒，用料酒、食盐、酱油、醋、鸡精调味，鸭肠快熟时，倒入青椒丝翻炒，炒熟后装盘淋上芝麻油即成。

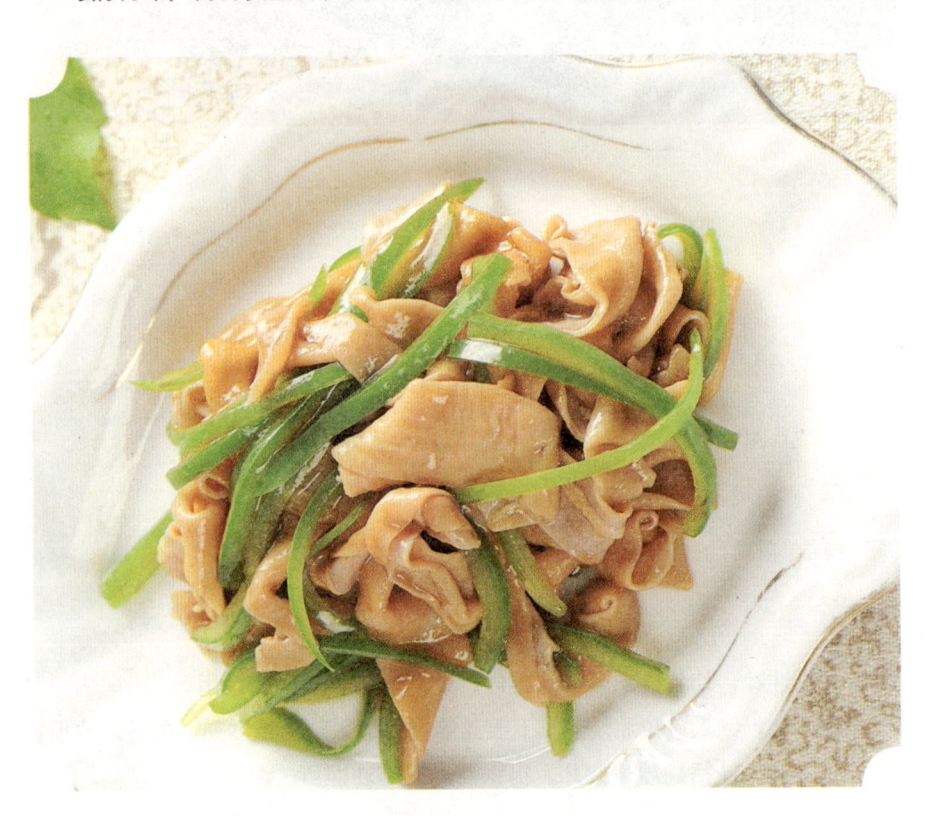

枸杞烧冬笋

主料 枸杞50克，冬笋500克

配料 姜末8克，食盐5克，味精1克，白糖25克，料酒25克，花生油75克

美白
减肥
滋阴润燥

操作步骤

1. 枸杞用清水洗净，沥干水分；冬笋洗净焯熟，切块。
2. 炒锅烧热，将花生油烧至八成热，下食盐，再投入枸杞、冬笋一起煸炒，加入姜末、味精、料酒、白糖翻炒均匀，起锅装盘即可。

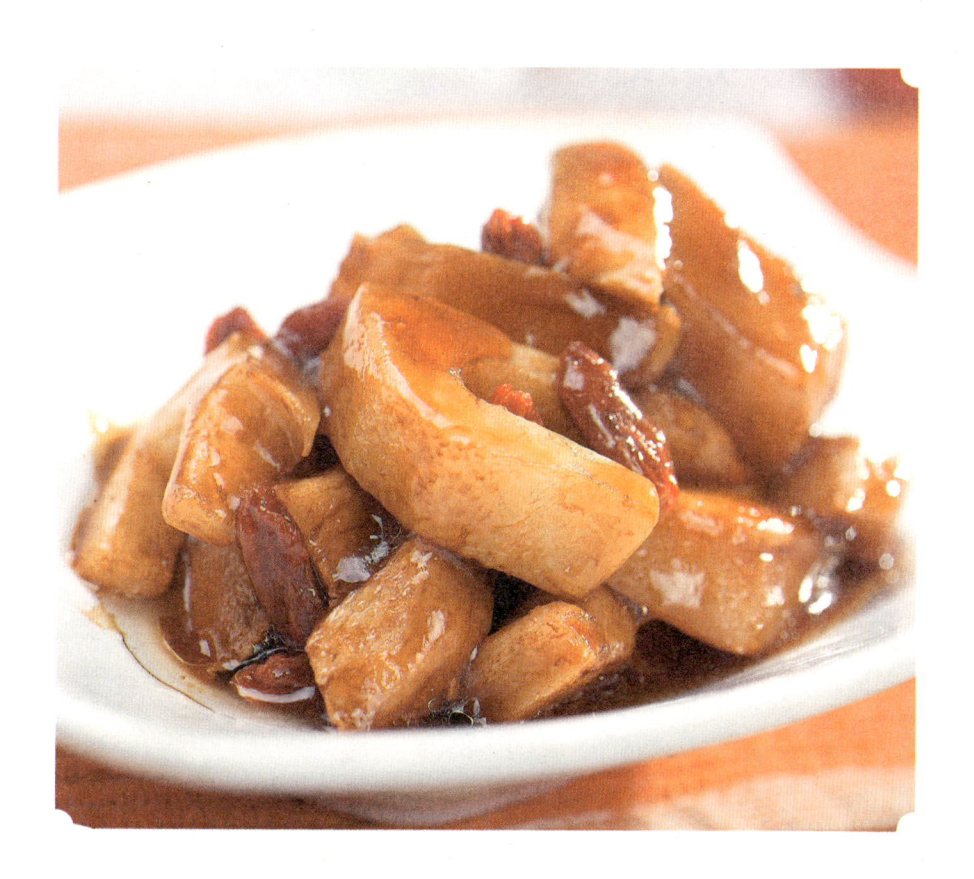

地瓜面蒸饺

主 料 猪肉500克，面粉300克，地瓜粉200克，四季豆300克，水发木耳100克

配 料 葱末30克，姜末20克，酱油5克，食盐3克，味精2克，植物油30克

健脾养胃
美容减肥

操作步骤

1. 猪肉切成丁，放入油锅中加葱末、姜末、酱油炒熟；木耳择洗干净后切成末；四季豆用水煮后切末，与肉丁、木耳末、食盐、味精、植物油搅匀成馅。
2. 将200克面粉与200克地瓜粉用开水烫过后和匀，醒60分钟；将100克面粉用凉水和匀，与烫面一起和匀，做成剂子，擀成皮，包上肉馅，捏上褶子成蒸饺，入笼蒸熟即可。

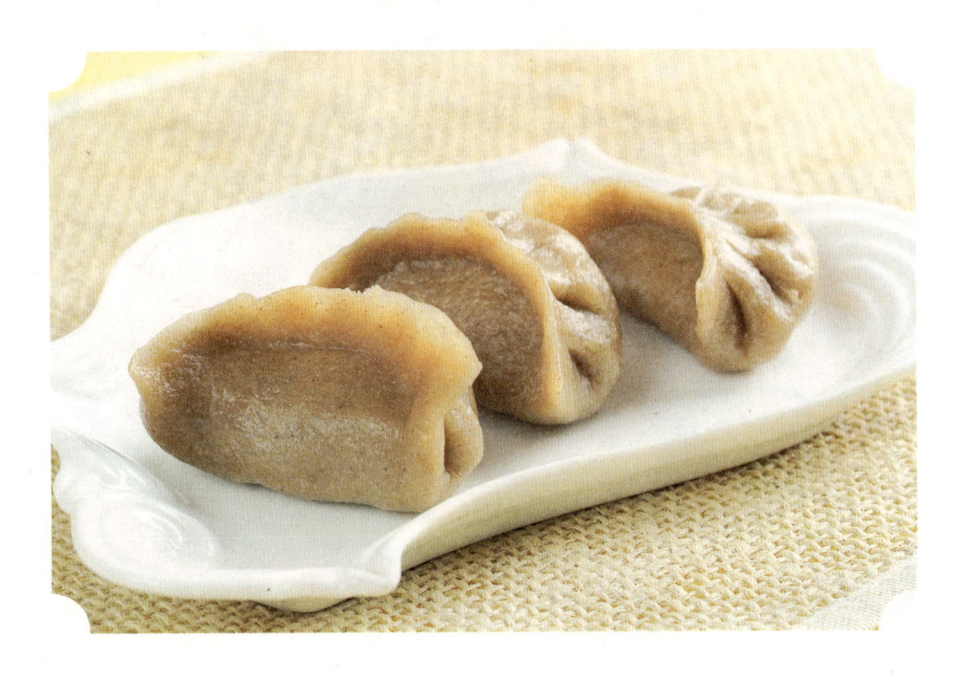

瘦身塑形：打造窈窕身材 第6章

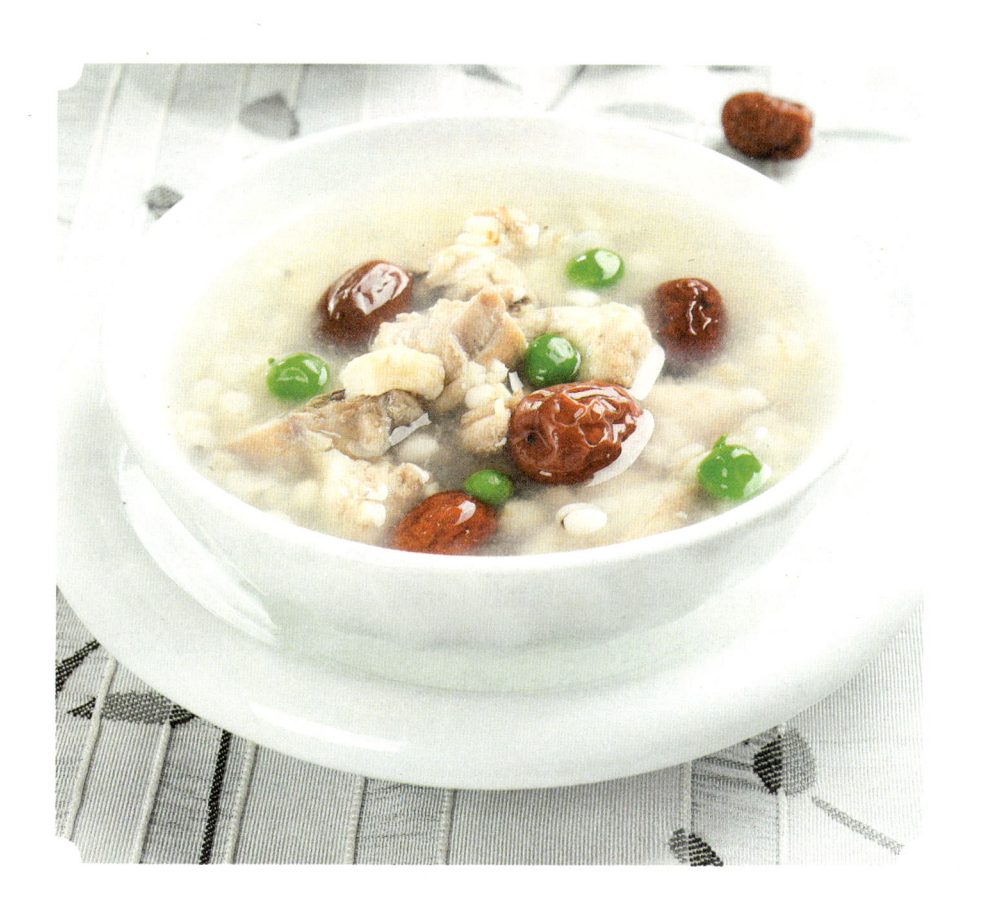

兔肉薏米粥

- 主 料　薏米50克，兔肉200克
- 配 料　生姜3片，红枣、青豆、食盐、姜酒各适量

美容养颜
减肥瘦身

操作步骤

1. 薏米稍浸泡，洗净；兔肉洗净，切块，置含姜酒的沸水中氽烫片刻，洗净。
2. 将所有食材一起下炖盅，加足量冷开水，加盖隔水炖3小时即可。食用时加食盐调味。

小鸡蛤蜊汤

主 料 小公鸡1只,花蛤蜊300克,豆芽少许

配 料 姜、蒜、八角各少许,植物油、料酒、生抽、白糖、食盐各适量

滋阴润燥
利尿消肿
减肥

操作步骤

1. 小公鸡处理干净,剁成小块;豆芽洗净;姜、蒜切末;花蛤蜊放入淡食盐水中浸泡,待吐净泥沙,控干水分。
2. 锅中倒植物油,烧热后下姜末、蒜末、八角爆香,倒入鸡块翻炒1分钟;烹入料酒、生抽,加白糖,继续翻炒1分钟。
3. 倒入清水,用大火煮沸,然后转中火焖煮,加食盐调味,之后加入花蛤蜊,待花蛤蜊张口时放入豆芽,略煮即可出锅。

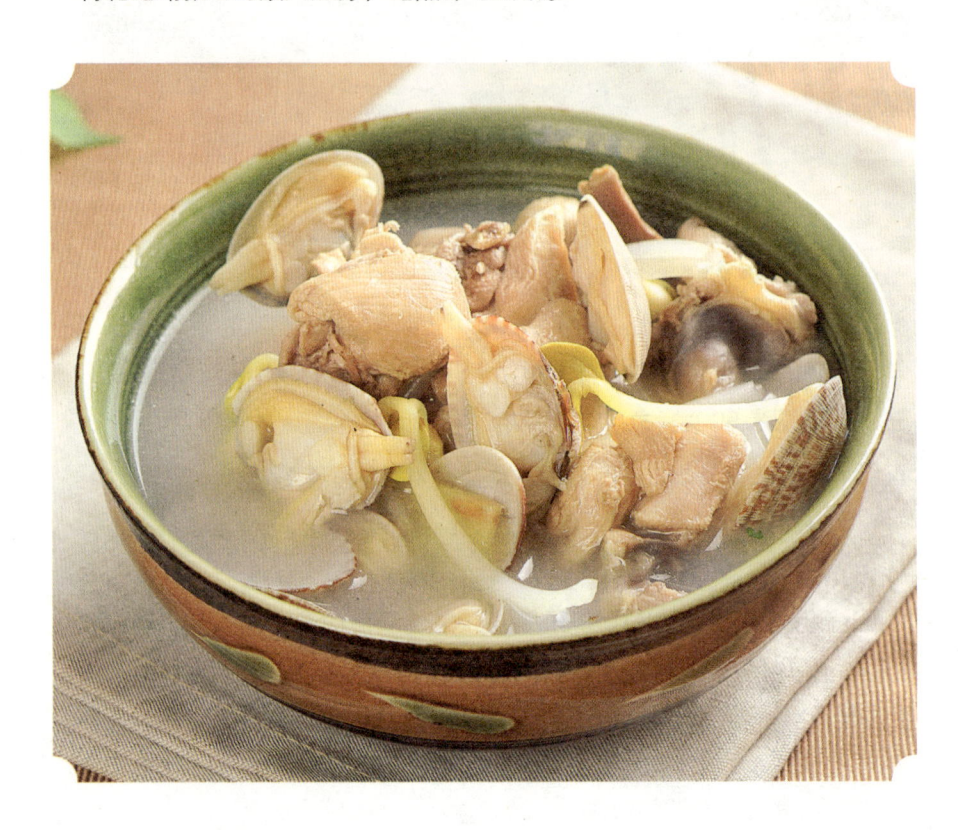

瘦身塑形：打造窈窕身材 第6章

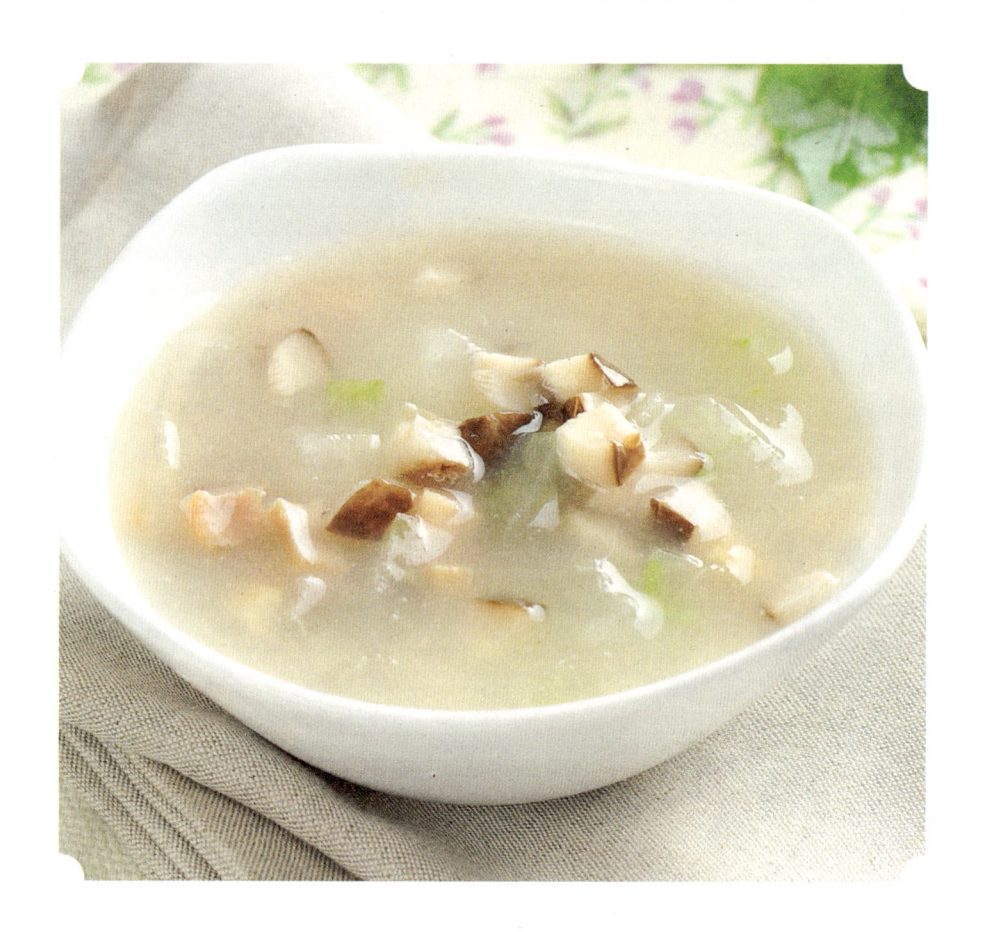

奶汤浸煮冬瓜粒

主 料 冬瓜粒300克，鱿鱼干（水发后）、冬菇粒（水发后）各50克，姜片15克

配 料 奶汤400毫升，食盐、糖各适量

清热化湿
减肥降脂

操作步骤

1. 鱿鱼干切粒备用。
2. 开锅滚开奶汤，放入姜片，下冬瓜粒、冬菇粒和鱿鱼干，中火煮8分钟，然后加糖、食盐调味即可。

食疗养颜

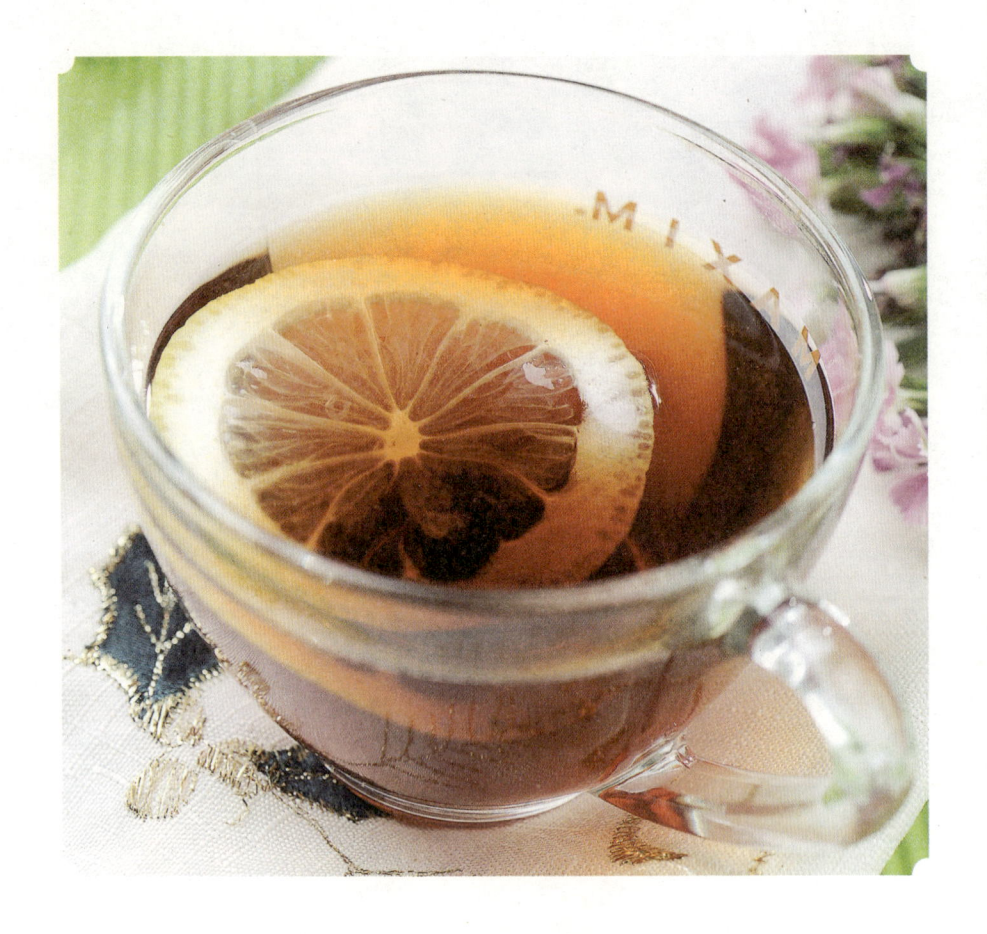

菠萝柠檬茶

【主 料】 菠萝100克，柠檬60克，红茶5克

【配 料】 无

【操作步骤】

1. 菠萝去皮切块；柠檬洗净切片；红茶放入茶壶中加沸水泡好。
2. 把菠萝和红茶水一起放入豆浆机中，接通电源，加入适量的水，按下"果蔬汁"键，直至机器提示做好。
3. 将榨好的菠萝红茶倒入杯中，放入柠檬片即可。

消食止泻
养颜瘦身

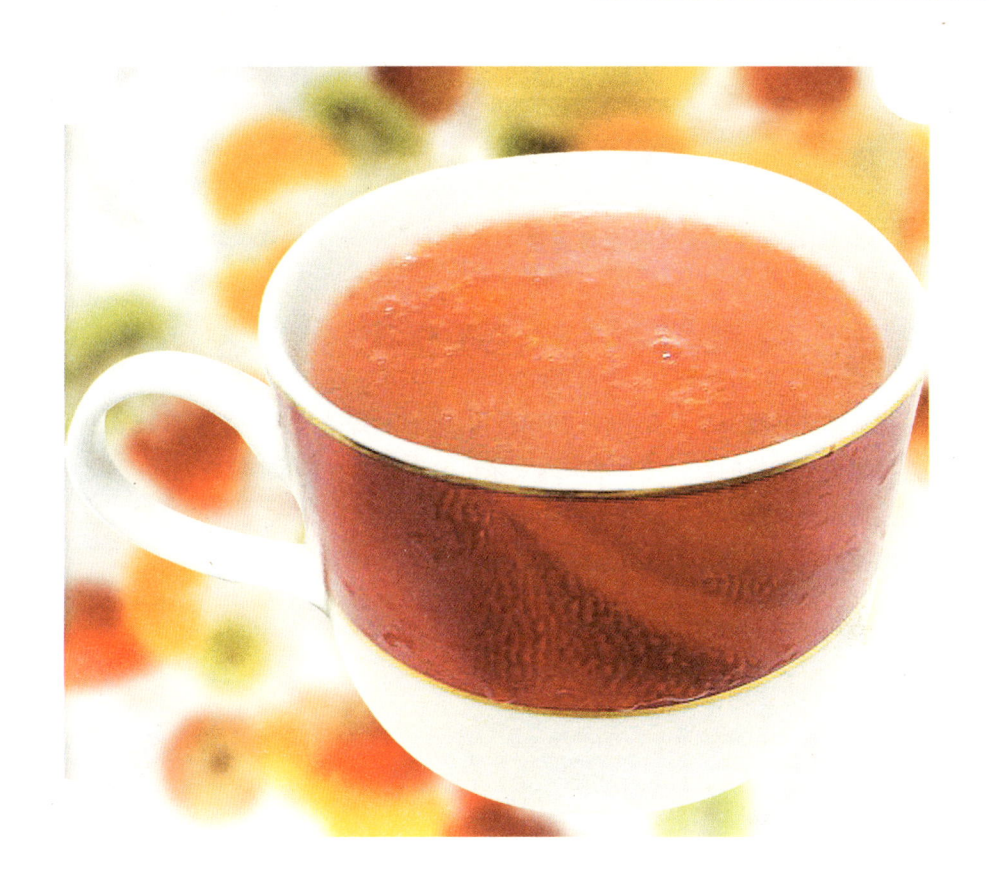

荷叶红果米糊

清热化湿 减肥降脂

主　料　干荷叶、干山楂片、粳米各适量

配　料　白糖适量

操作步骤

1. 先去除粳米中的杂质，淘洗干净，然后浸泡30分钟；干荷叶洗净，用清水泡软；干山楂片洗净，用温水浸泡至软。
2. 把除白糖外的其他食材全部放入豆浆机中，加入适量水，按下豆浆机上的"米糊"键，打制成米糊。
3. 把米糊盛入杯中，加入适量白糖调匀即可。

百合绿茶绿豆豆浆

主 料 百合、绿茶、绿豆各适量

配 料 无

滋阴润燥
利尿消肿
减肥

操作步骤

1 提前漂洗并浸泡绿豆6小时,捞出待用;百合和绿茶放入茶壶中泡15分钟。
2 将绿豆和泡好的百合绿茶水放入豆浆机中,加水到上下水位线之间。
3 接通电源,按"五谷豆浆"键,直到机器提示豆浆做好。
4 滤掉豆浆的渣滓,倒入杯子中即可饮用。

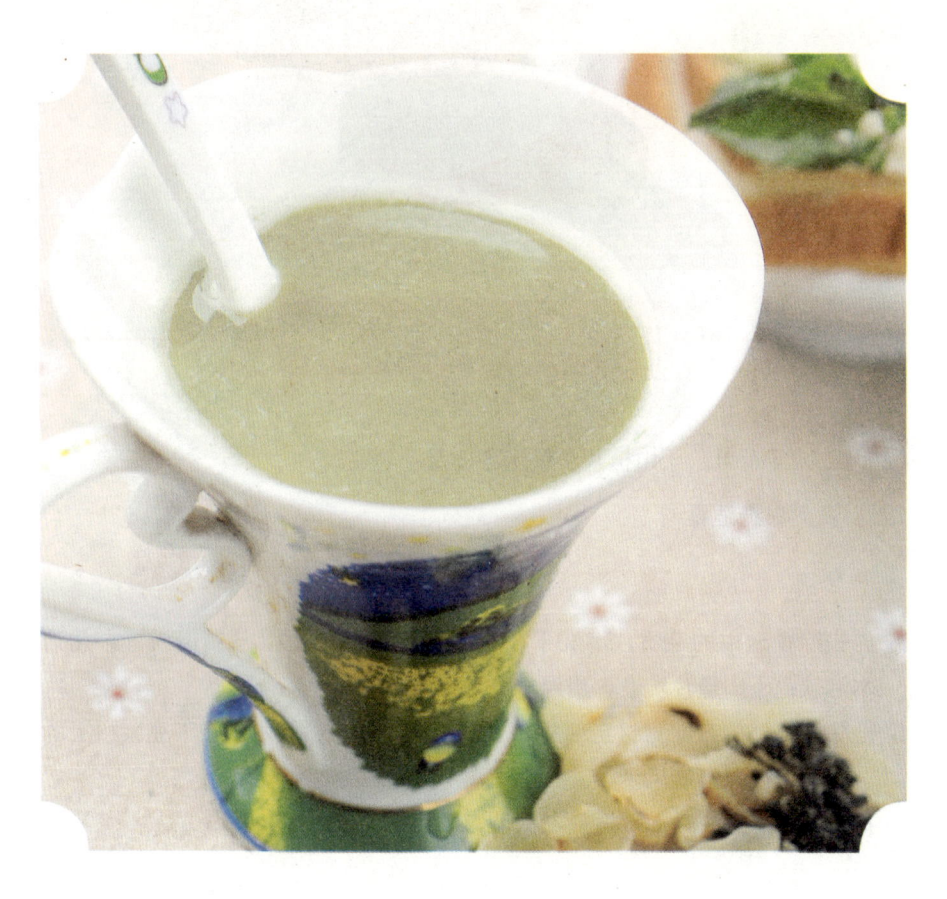

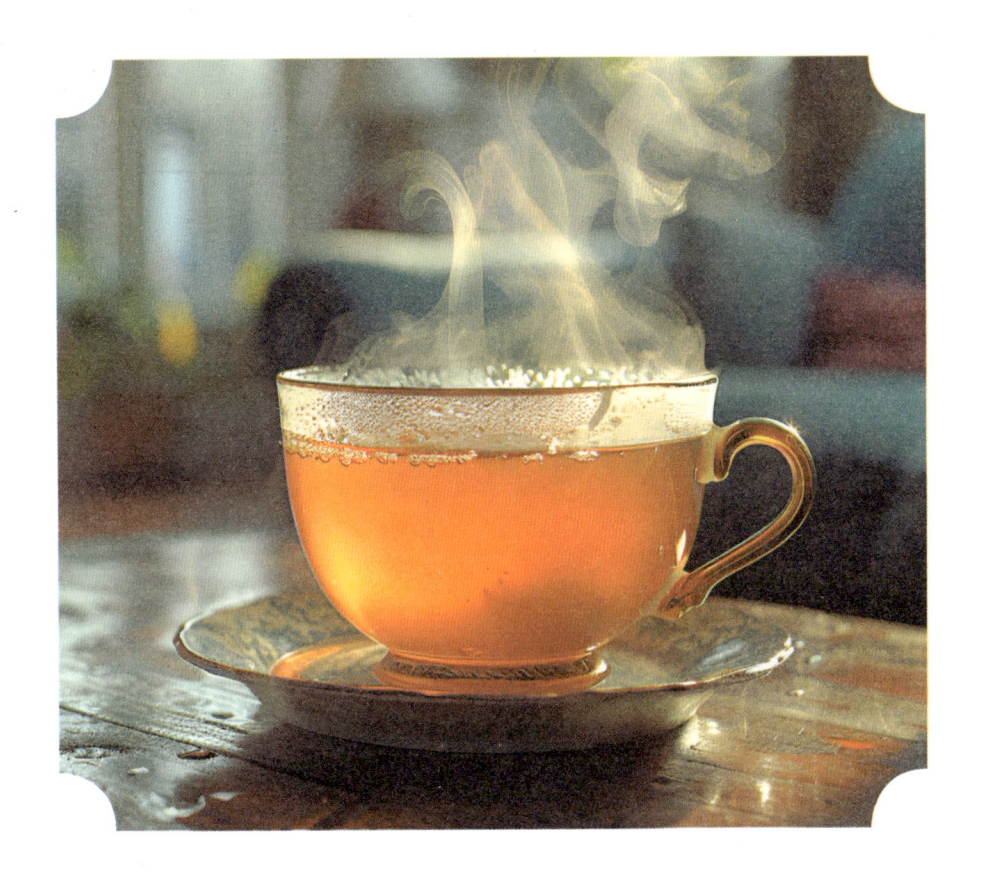

山楂减肥茶

主料 红茶、决明子、山楂、怀山药各适量

配料 无

操作步骤

1. 将以上材料混合均匀，分装成茶包。
2. 每次取一个茶包入杯中，倒入适量沸水，加盖泡 3~5 分钟后即可倒出茶汁饮用。

促进消化
降脂减肥

柳橙牛乳汁

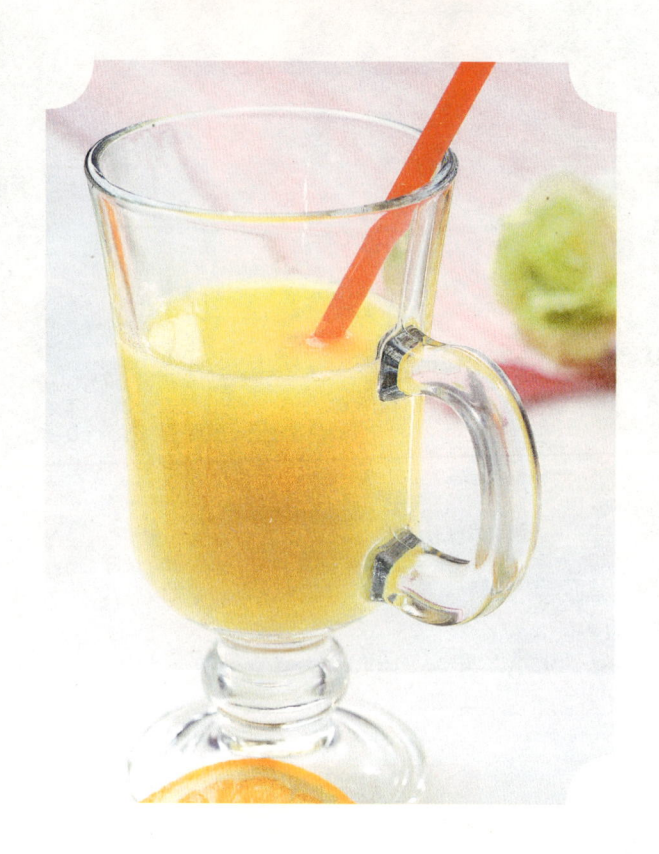

主 料　柳橙400克，牛乳适量

配 料　无

操作步骤

1. 柳橙对半剖开，用小勺挖出果肉，剔除果肉中的籽粒。
2. 把柳橙肉放入豆浆机中，接通电源，加入适量的水，按下"果蔬汁"键，直至机器提示做好。
3. 将牛乳倒入榨好的柳橙汁中，搅拌均匀即可。

滋阴润燥
利尿消肿
减肥

第7章

清体排毒：
让身体一身轻

每天我们的身体都会积攒很多的毒素，是时候用食疗给身体来一场深度的清洁了。食疗清体排毒，可让每一口食物成为身体的天然清洁剂，使身体重新变得轻盈，焕发活力。

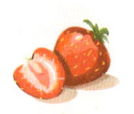

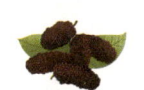

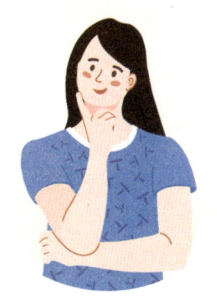

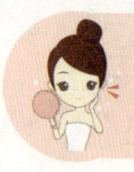

健康排毒，消除毒素变轻松

女性美容养颜，排毒至关重要，而且堆积的毒素也是衰老和致病的重大因素。只有及时排出体内的有害物质，保持体内和五脏的清洁，才能使身体保持健康，肌肤保持美丽。

你的身体"中毒"了吗？

皮肤是人体最大的组织器官，也是人体的天然屏障，还是人体最大的排毒器官。通过出汗，皮肤可以排出一部分体内的毒素。

当体内的毒素聚集在皮肤，不能及时被排出时，皮肤就会出现湿疹、黑斑、黄褐斑、粉刺等症状。看看下面皮肤"中毒"的信号，测一测你的皮肤排毒功能是否顺畅吧！

1. 眼袋、黑眼圈明显。
2. 皮肤呈暗哑的黄褐色。
3. 早上起床后，肌肤看起来晦涩，没有光泽。
4. 额头、脸颊、下巴总是冒痘痘。
5. 皮肤上原有的斑点颜色加深。
6. 肌肤干燥、粗糙。
7. 皮肤抵抗力下降，容易过敏。
8. 嘴角、眼角出现细小皱纹。

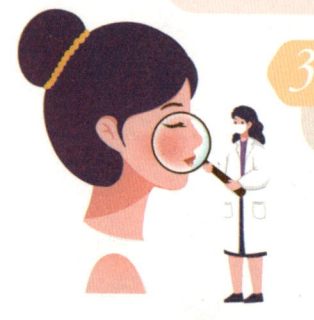

清体排毒：让身体一身轻 第7章

以上现象出现越多，说明肌肤"中毒"症状越严重。

那么该怎样排出体内的毒素，做个"无毒女人"呢？试试下面的方法吧！

排毒食物，把毒素吃出去

在众多食物中，水果可谓"排毒圣品"。水果中含有大量的膳食纤维，能起到促进肠蠕动、防止便秘的作用，有利于体内毒素及废物的排出。另外，桑葚、草莓、葡萄、菠萝、豌豆、苦瓜、绿豆、红豆等也是不错的排毒食物。

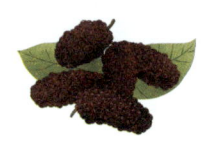

桑葚：桑葚营养丰富，含有维生素A、维生素C、维生素D及B族维生素，葡萄糖、果糖、柠檬酸、果胶，以及矿物质钙、磷、铁等，可补肝益肾、滋阴养血，也可帮助人体排出毒素。

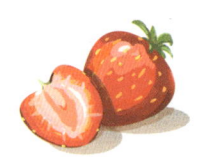

草莓：草莓含有丰富的B族维生素、维生素C和磷、铁、钙等多种营养成分，具有清肺化痰、解毒、健胃降脂、润肠通便、补虚补血的作用，还能增强人体抵抗力。

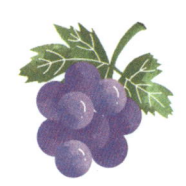

葡萄：葡萄中含有一种强力抗氧化剂类黄酮，可抗衰老、清除体内自由基。同时，葡萄还能通利小便、补益气血，帮助排出体内毒素。

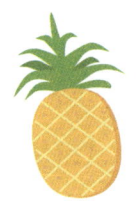

菠萝：菠萝营养丰富，富含维生素C，有消食解毒、消肿祛湿和健脾胃的作用。饭后吃菠萝，有助于排出肠内秽物，消除便秘，使新陈代谢恢复正常。

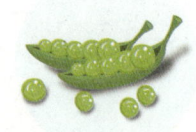

豌豆：豌豆富含能在体内转化为维生素 A 的维生素 A 原，有排毒、润泽皮肤的功效。

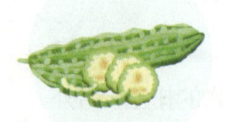

苦瓜：苦瓜中含有一种具有抗癌作用的活性蛋白，它能激发体内免疫系统的防御功能，增强免疫细胞的活性，清除体内的有害物质。

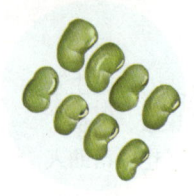

绿豆：绿豆有解毒、清热、祛火的功效，常吃绿豆能帮助身体排出毒素，促进机体的正常代谢。

用花草排毒，简单便捷

有些花草具有排毒的功效，可以将它们做成花茶、花草茶，不但制作便捷、简单，还很好喝，而且不像浓茶那样会引起失眠等问题。具有排毒功效的常见花草有迷迭香、杭菊、薰衣草、茉莉花、菩提子、旱莲草、玫瑰花、决明子等。

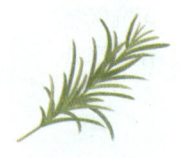

迷迭香：迷迭香具有清热解毒、顺肝养肝、调节身心，改善胸闷、疲劳等现象的功效。

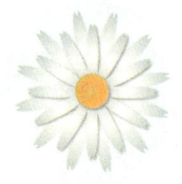

杭菊：杭菊具有疏风、调节身心、清热明目、解毒等功效，可用于治疗头痛、眩晕、肿毒等症。

清体排毒：让身体一身轻 第7章

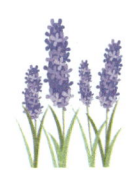

薰衣草：薰衣草是提神醒脑常用的花草。薰衣草中的挥发油成分能稳定中枢神经，有消除紧张情绪、放松身心、解毒散热等功效。

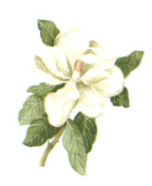

茉莉花：茉莉花中所含的醇类、花油，具有调节激素分泌、活血解毒等功效。

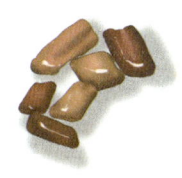

决明子：决明子具有清热解毒、润肠通便、清肝益肾的功效，可用来治疗大便燥结、目赤多泪、头风头痛等症。

赶走宿便，一身轻松

人体每周应该排便3次以上，如果少于3次，则是排便异常，体内很可能产生宿便。便秘不仅会使人产生身体上的不适，还是美容养颜的一大敌人。宿便所产生的毒素若被肠道吸收，通过血液循环达到人体各部位，会导致面色晦暗无光、皮肤粗糙、毛孔粗大等，还可能使人肥胖、月经不调、心情烦躁，甚至口臭等。

产生宿便的原因

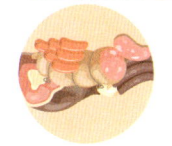

❶ 饮食不均衡，摄入的膳食纤维过少，便量不足。

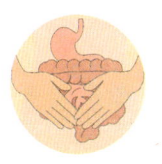

❷ 肠道蠕动不足。

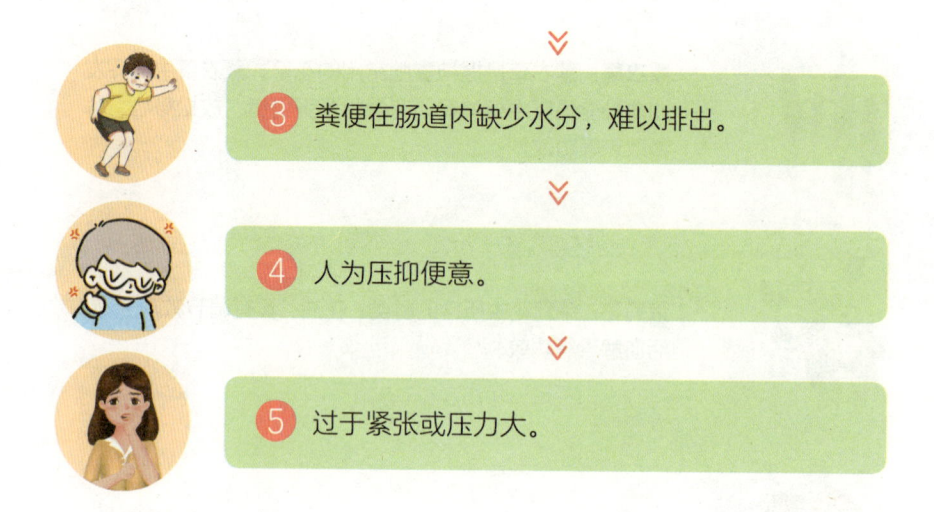

③ 粪便在肠道内缺少水分，难以排出。

④ 人为压抑便意。

⑤ 过于紧张或压力大。

那么，生活中该如何清除宿便呢？

★ **早起喝水**

早上起床后，可以饮用一杯温开水，还可以在水中加入少量食盐或蜂蜜，以增加肠道的水分。

★ **养成早晨定时排便的习惯**

早晨是人体大肠蠕动最快的时间，若在早晨就把前一天的食物残渣全部排泄掉，接下来的一整天都会很轻松。

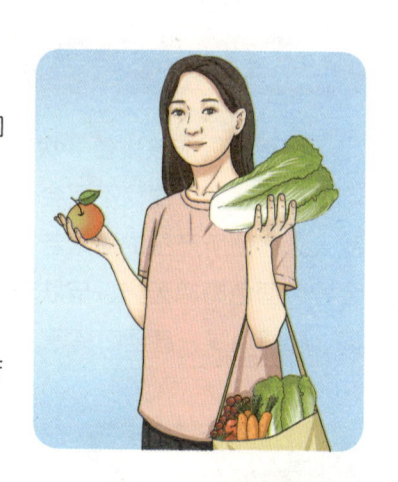

★ **多吃能够促进排便的食物**

可以多吃一些富含水分或纤维素的食物，如新鲜蔬果、木耳、甘薯、糙米、核桃、豆类等；少吃刺激黏液分泌的食物，如含脂肪高的食物、乳制品和加香料的食物。

部分清除宿便效果好的食物

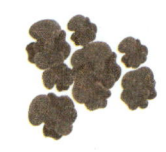

木耳：水发木耳是一种非常好的清肠食材，它能给肠道带来许多水分，使粪便不会因为干燥而滞留在肠道内。

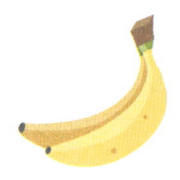

香蕉：香蕉中含有糖分和丰富的膳食纤维，有很好的润肠通便作用。需要注意的是，只有熟了的香蕉才能润肠通便，生香蕉不但没有润肠通便作用，反而会适得其反。

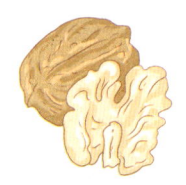

核桃：核桃仁能够防止大便在肠道中变得干燥和板结，有润肠通便的功效。

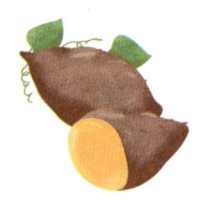

甘薯：甘薯中富含纤维素，能在肠道中吸收水分，有顺滑肠道的作用。甘薯中不被消化吸收的纤维素还可以使粪便的体积增大，从而促进排便。

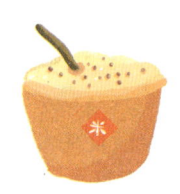

糙米：糙米中富含纤维质，有助于粪便迅速积聚，使排便变得顺畅。

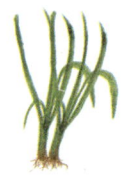

韭菜：韭菜中含有丰富的膳食纤维，有软化粪便的作用。

生活中的排毒方法

★ **经常洗澡**

经常洗澡，使皮肤干净、卫生，这样能清除皮肤排出的、黏在表层的酸毒等，避免这些酸毒腐蚀皮肤使身体不适，比如发痒等。

★ **经常进行体育锻炼**

经常进行体育锻炼，比如每周至少进行有氧运动3次，适当出汗可以使毒素及时被皮肤排出。

★ **进行桑拿或蒸汽浴**

每周进行一次桑拿或蒸汽浴，有助于加快新陈代谢，排毒养颜。在桑拿或蒸汽浴前喝一杯水，有助于加速排毒，之后喝一杯水，既可以补充水分，又可以帮助身体排出剩下的毒素。

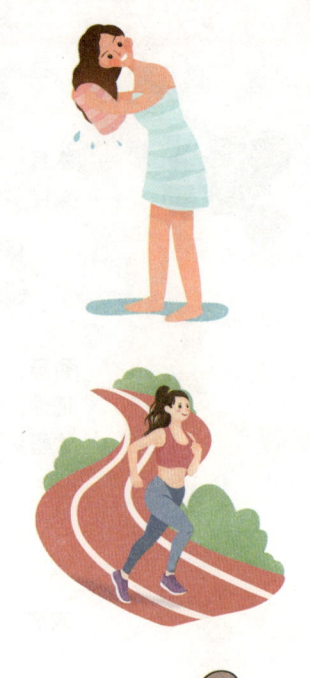

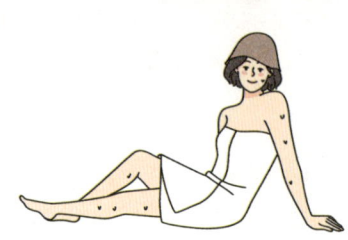

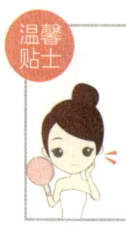

> **温馨贴士**
>
> 吃东西时细嚼慢咽，也是非常有利于排毒的饮食习惯。因为口腔在细嚼慢咽时，会分泌较多的唾液，而唾液能中和许多有毒物质，引起良性连锁反应，帮助排出更多毒素。

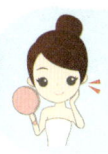

饮食清体排毒，有效又健康

如今，排毒养颜已经成为流行话题，各种排毒方法层出不穷。其实，人体内大多数毒素都是从饮食中来的，所以，最有效的排毒方法就是从饮食入手。食疗排毒便是回归自然的排毒养生法。

芹菜拌海蜇皮

主料 水发海蜇皮200克，芹菜100克

配料 香醋15克，生抽、葱油各10克，食盐5克，鸡精3克，姜汁适量，芝麻油少许

清热解毒
降血压
降血脂

操作步骤

1. 芹菜择去叶子，洗净切成段，放入沸水中汆一下，捞出投凉，控干；水发海蜇皮洗净切丝。
2. 芹菜、海蜇丝放入碗中，淋入以姜汁、香醋、生抽、食盐、葱油、鸡精调成的汁，拌匀，淋上芝麻油即可。

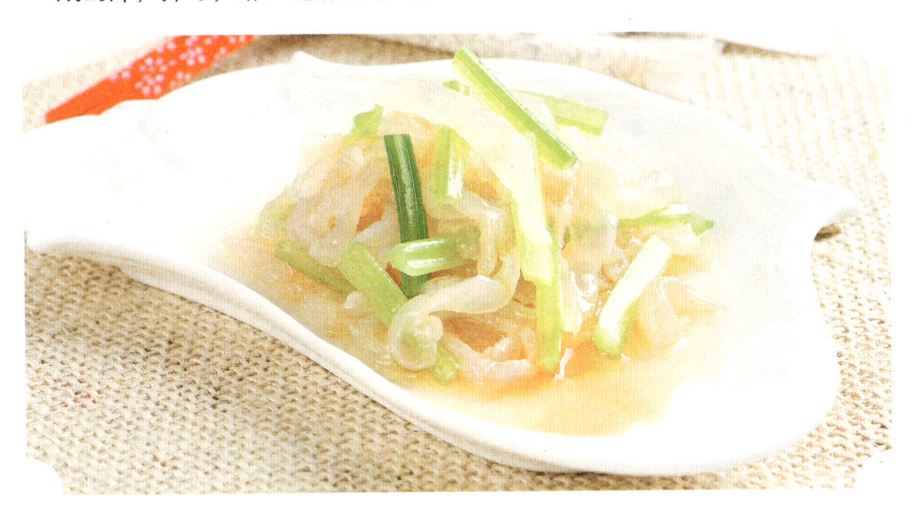

杏仁拌苦菊

主 料 苦菊 150 克，杏仁 50 克

配 料 蒜 10 克，醋、生抽各 4 克，食盐、白糖各 2 克

消炎下火
润肺护肝
养血美容

操作步骤

1. 将杏仁用水泡 24 小时左右，中间换 3~5 次水。
2. 杏仁去皮后放入开水锅中焯 3 分钟；苦菊洗净切段；将杏仁和苦菊一起放入盘中。
3. 将蒜捣成泥状，加入适量食盐、生抽、醋及少许白糖调汁，再将料汁倒入菜中调匀即可。

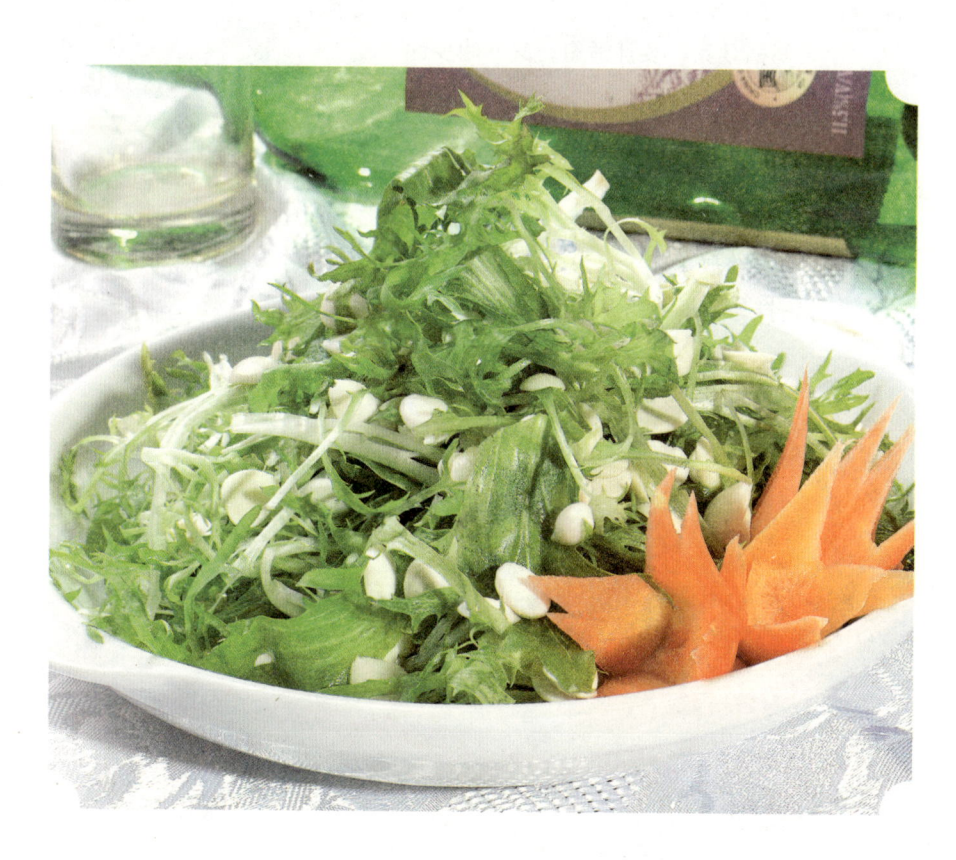

核桃仁拌豌豆苗

主 料 豌豆苗200克，核桃仁200克

配 料 食盐3克，生抽3克，米醋5克，橄榄油5克，白糖少许，蒜蓉适量

润肠通便
清热排毒

操作步骤

1. 豌豆苗择净，用淡食盐水浸泡10分钟再用清水淘洗干净，控干水分，切段待用；核桃仁用温水浸泡20分钟后，入冷水中冰一下，去掉外皮。
2. 将食盐、生抽、米醋、橄榄油、蒜蓉、白糖搅拌均匀，制成料汁备用。
3. 将豌豆苗和核桃仁放入容器中，倒入调好的料汁，翻拌均匀装盘即可。

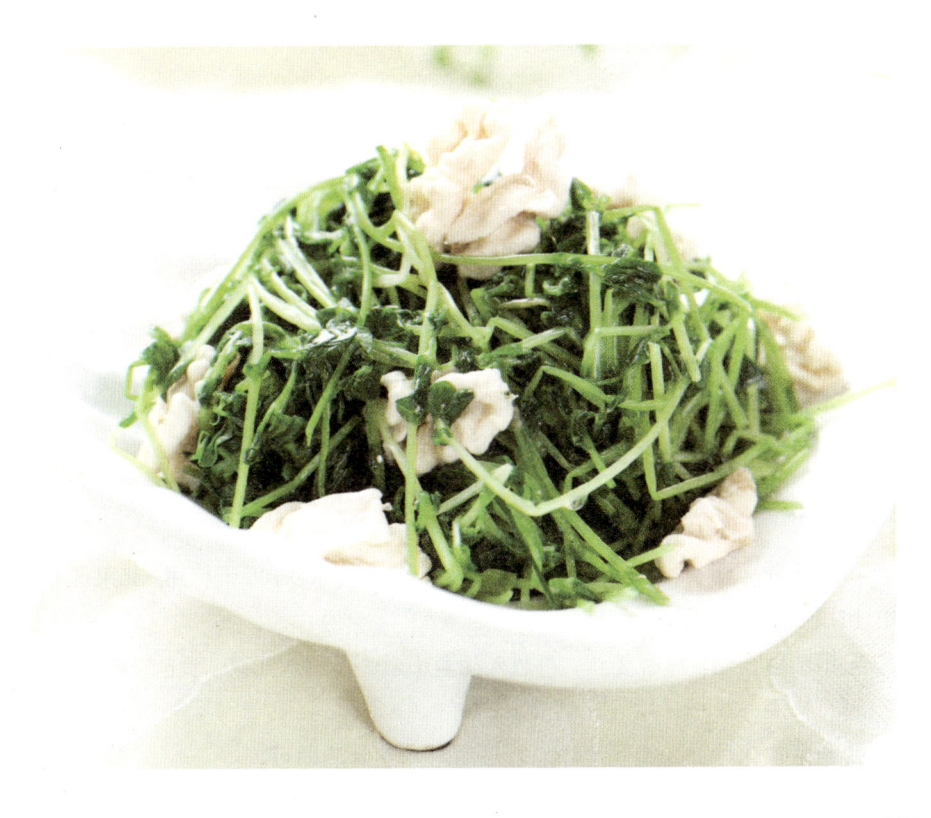

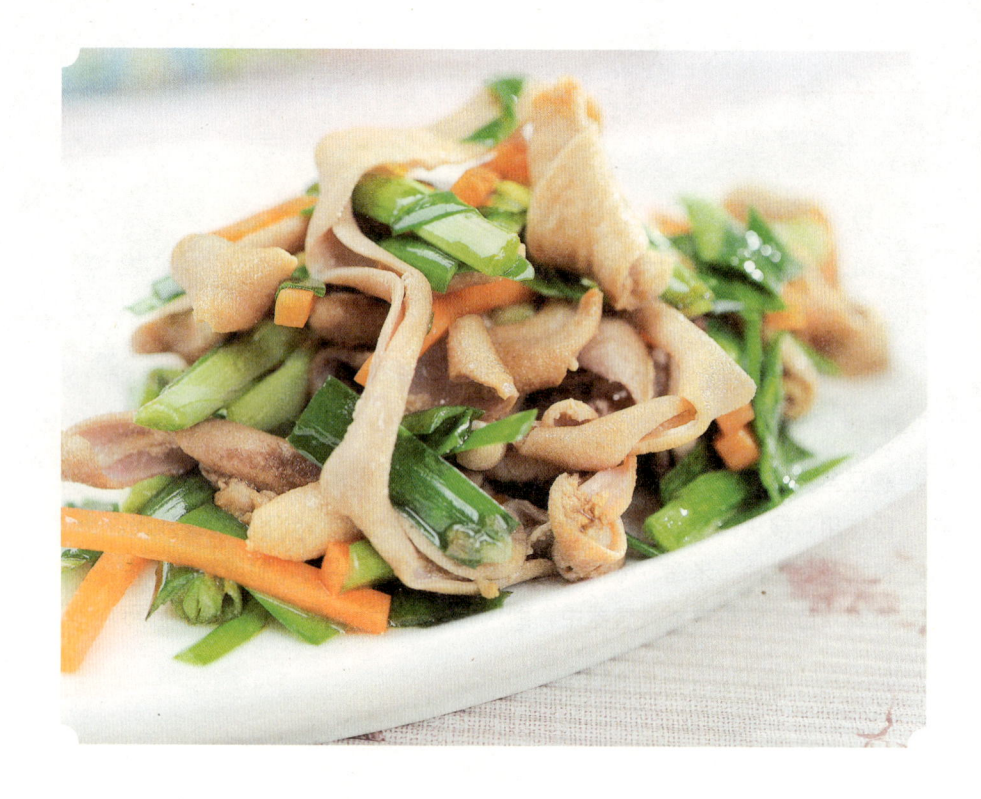

韭菜炒鸭肠

主料 鸭肠250克，韭菜100克，胡萝卜50克

配料 料酒20克，生抽15克，姜丝10克，芝麻油5克，食盐3克，植物油适量，白糖、鸡精各少许

温补肝肾
润肠通便

操作步骤

1. 将鸭肠洗净切条，放入沸水锅内汆烫后，捞出过凉水，沥干待用；韭菜洗净，切段；胡萝卜洗净，切成丝。
2. 起锅热植物油，爆香姜丝，再放入胡萝卜丝；再加入韭菜、食盐、鸡精、白糖、料酒、生抽，用旺火翻炒。
3. 待韭菜软化后加入鸭肠拌炒匀，最后淋入芝麻油即可。

清体排毒：让身体一身轻 第7章

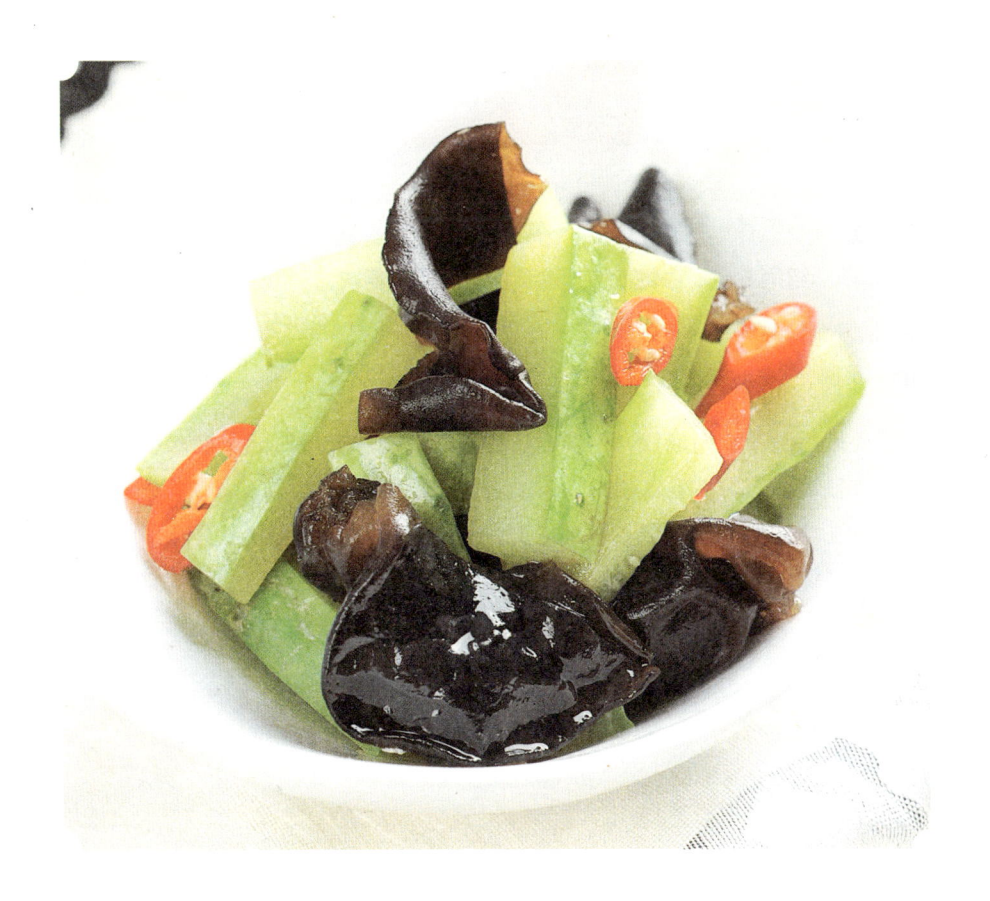

木耳炒黄瓜

主 料 木耳、秋黄瓜、红椒各适量

配 料 姜、蒜、食盐、糖、味精、水淀粉、芝麻油、植物油各适量

补血活血
清热解毒

操作步骤

1. 秋黄瓜洗净切成条，木耳泡发撕条，红椒洗净切段，姜、蒜切末。
2. 锅中添水，煮沸后倒入木耳和秋黄瓜焯10秒钟。
3. 净锅倒入植物油，八成热时下入姜末、蒜末爆香，倒入焯好的木耳和秋黄瓜，加食盐、糖、味精调味，最后加入少许水淀粉，淋上芝麻油即可。

鲜蘑蒸鸡

清暑凉血 解毒通便

- **主 料** 鸡半只，鲜蘑100克
- **配 料** 绍酒5克，白糖5克，水淀粉、葱段、姜块、食盐、植物油、清汤各适量，黄花菜少许

操作步骤

1. 鸡处理后洗净，剁成块，用食盐、白糖和绍酒腌一段时间，加入水淀粉和少许植物油拌匀，盛入碗中。
2. 鲜蘑洗净，切成厚片，放在鸡块上，铺上葱段、姜块，放上黄花菜，浇入适量清汤，入蒸锅旺火蒸50分钟即可。

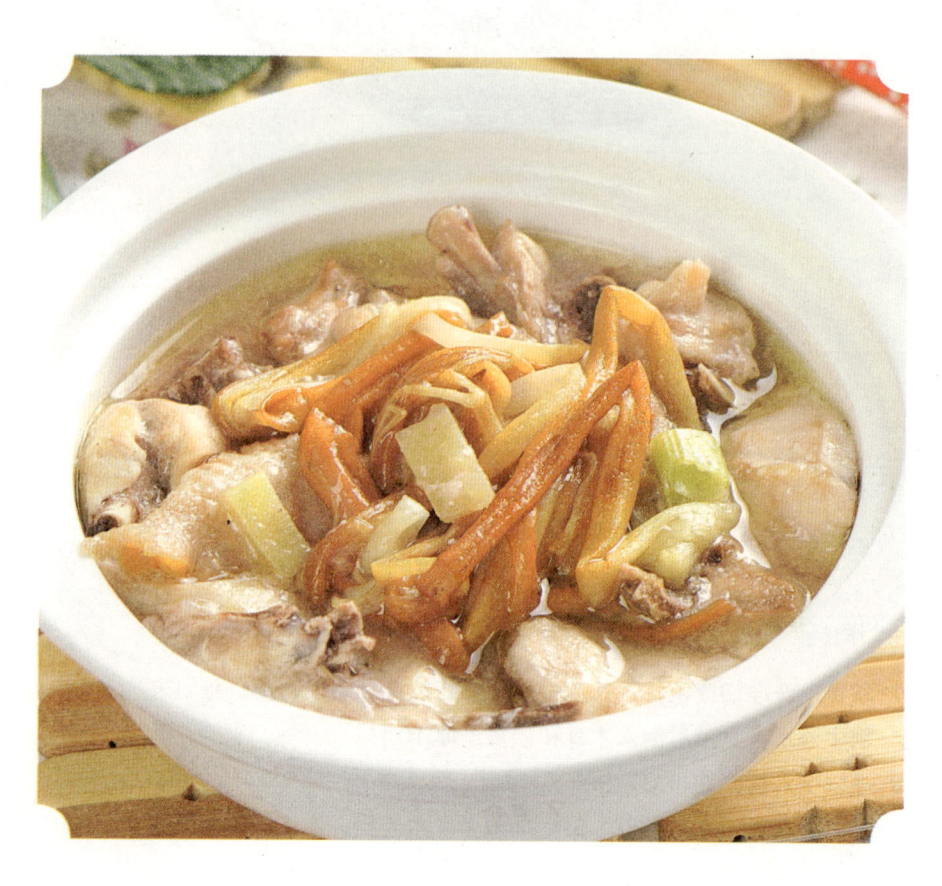

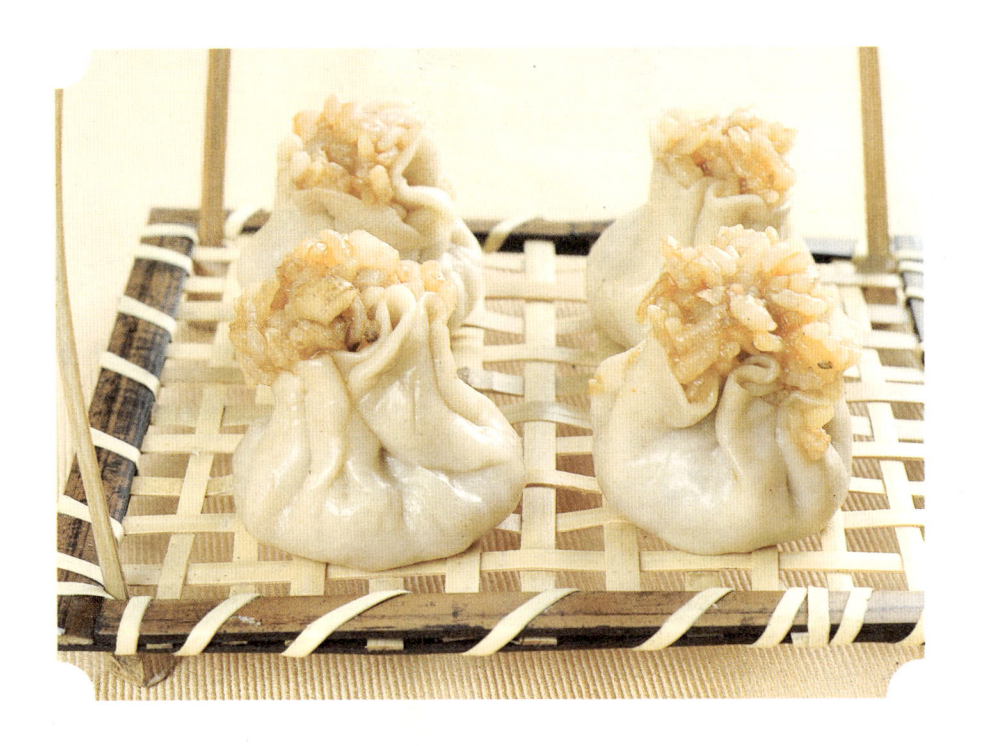

三鲜烧卖

主料 面粉 500 克，肉馅 200 克，糯米 250 克，水发香菇、水发木耳各 100 克，虾仁 100 克

配料 葱末、姜末、食盐、酱油、鸡精、五香粉、芝麻油、植物油各适量

清肠通便
排毒瘦身

操作步骤

1. 把木耳、香菇和虾仁剁碎，加入肉馅，再加入葱末、姜末、酱油、食盐、鸡精、芝麻油、五香粉搅拌均匀；糯米提前用清水浸泡一夜，控水，与馅料拌匀。
2. 面粉加入适量水揉成面团，醒 30 分钟，分成大小均匀的面团，再分别擀成中间厚、外围薄的面片，把外边压出荷叶边褶皱，中间放入馅料，用拇指和食指握住烧卖边，轻轻收一下。
3. 蒸锅注入水烧开，屉上抹上植物油，放入烧卖，大火蒸 10 分钟即可。

豆沙甘薯饼

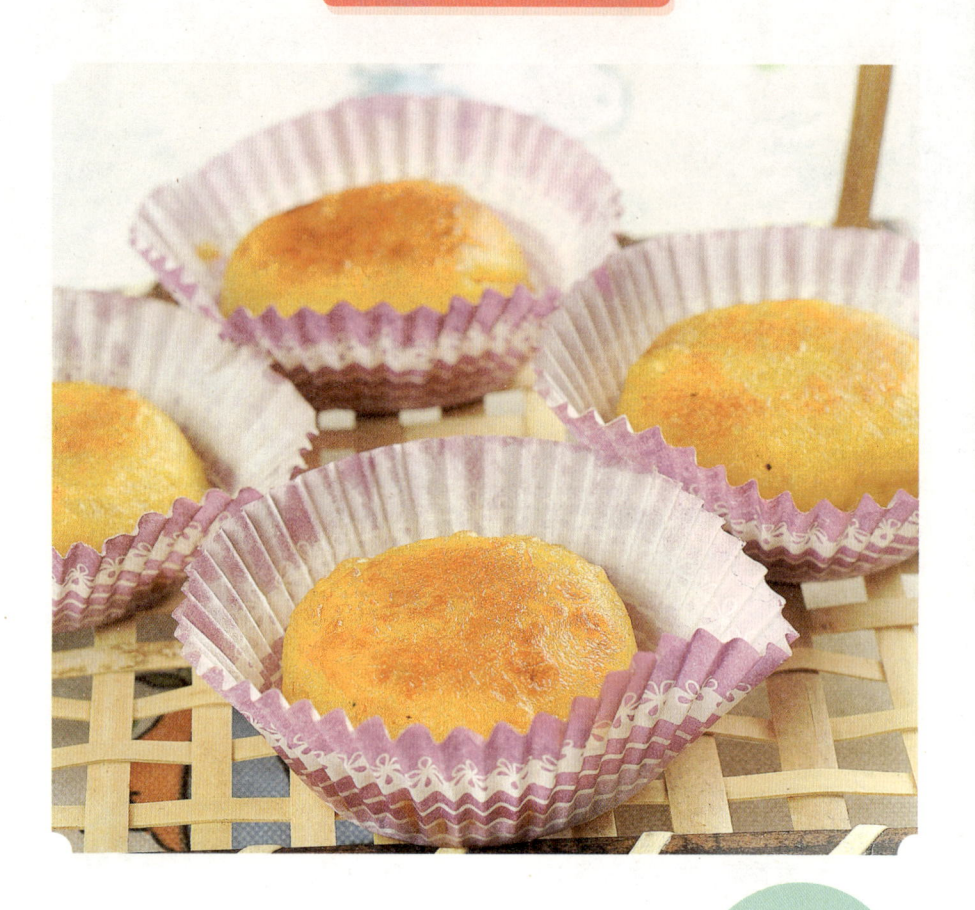

【主 料】 甘薯、糯米粉、豆沙馅各适量

【配 料】 油适量

【操作步骤】

1 甘薯洗净，保留水分，用保鲜膜包好，放入微波炉高火8分钟直至软烂。
2 用勺子将已经软烂的甘薯碾成泥，加适量糯米粉（甘薯泥和糯米粉的比例为1:1），和成光滑面团。
3 将面团分成若干份，包入豆沙馅，团成圆球，压扁放入油锅中，煎至两面金黄即可。

补充维生素 通便排毒

清体排毒：让身体一身轻 第7章

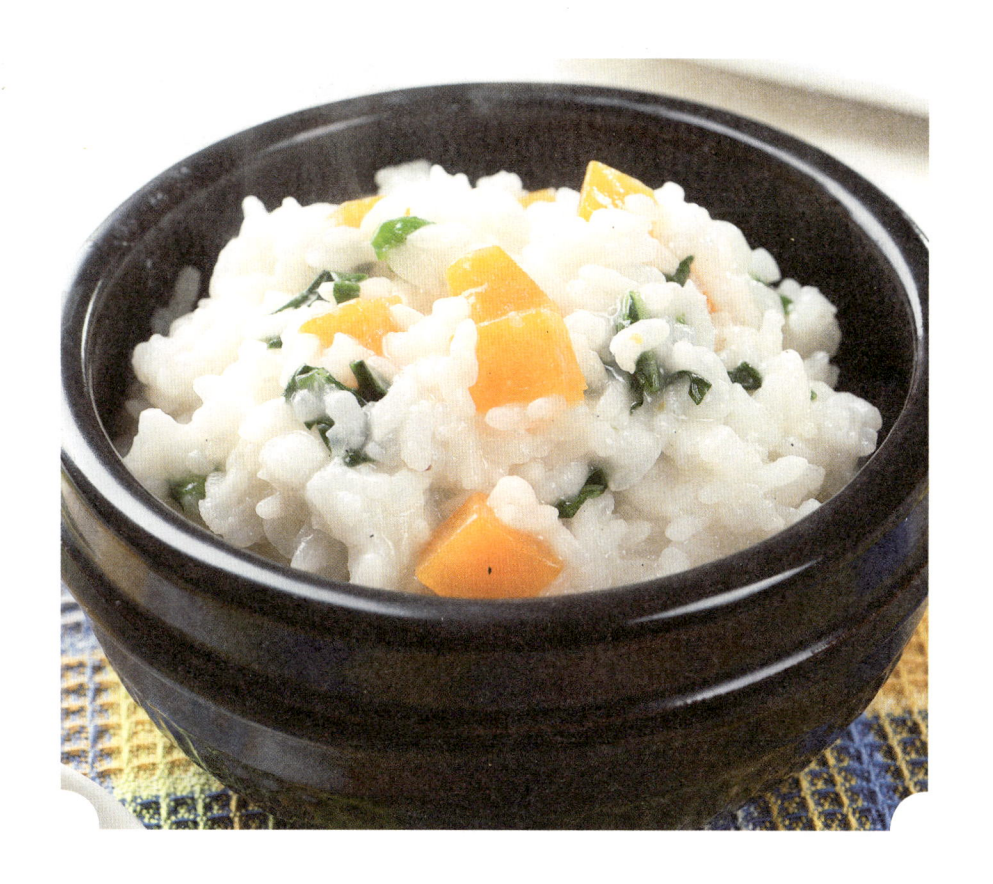

糙米南瓜拌饭

主料 糙米50克，大米100克，南瓜120克
配料 水适量

润肠通便
解毒消炎

操作步骤

1. 糙米洗净，提前浸泡4～6小时；大米淘洗干净；南瓜去皮，切成拇指大小的块。
2. 大米和糙米放入电饭煲中，一同浸泡15分钟，水量按照平时煮米饭的水量即可，或者少于平时煮饭的水量。
3. 把南瓜丁放入电饭煲中，按"精煮"键煮熟即可。

食疗养颜

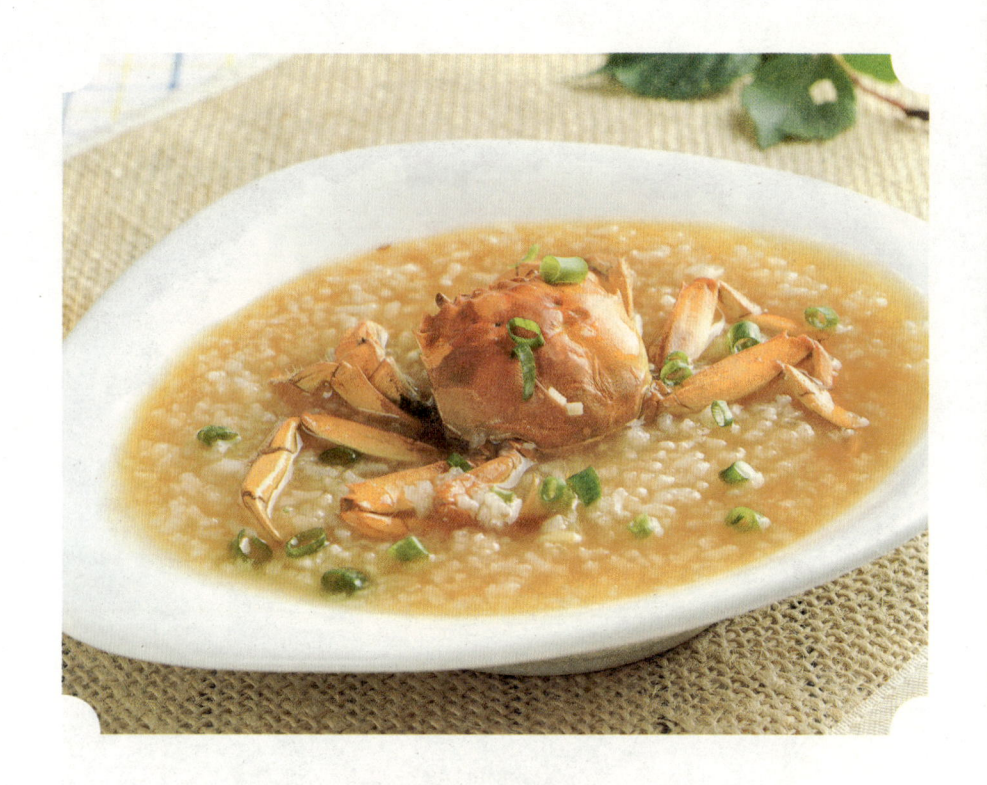

美味蟹肉粥

主料　大米100克，海蟹1只

配料　食盐6克，黄酒3克，胡椒粉3克，花椒油2克，姜末、蒜末、葱花各适量

清热解毒
补骨填髓
养筋活血
通经络

操作步骤

1. 将海蟹处理干净，去掉蟹肺，取下蟹黄；大米淘洗干净，放入电饭煲中，加足量水，水开后继续熬煮。
2. 粥煮至黏稠时，放入处理好的蟹，加入姜末、蒜末、黄酒、胡椒粉和花椒油继续熬煮。
3. 粥煮至入味后，加入取出的蟹黄，继续煮20分钟，加少许食盐提味，撒上葱花即可出锅。

清体排毒：让身体一身轻 第7章

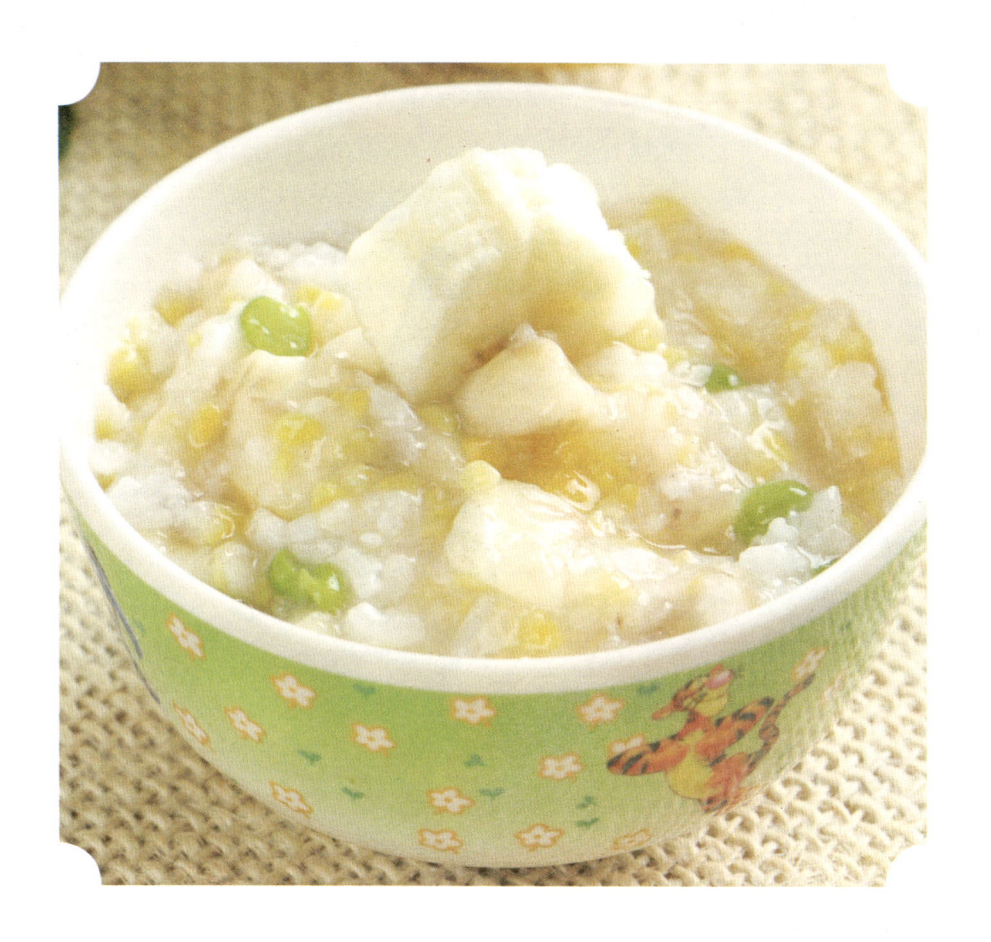

香蕉玉米粥

主料 糯米60克，香蕉2根，玉米碴40克

配料 豌豆适量

操作步骤

1. 糯米、玉米碴、豌豆淘洗干净，香蕉去皮切段。
2. 锅中加水，糯米、玉米碴、豌豆同时下锅，大火烧开后转小火继续熬煮。
3. 米粥开始变得黏稠时下入香蕉段，再煮两三分钟即可。

开胃益肺
宁心清湿热
利肝胆

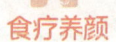

冰汁杏淖

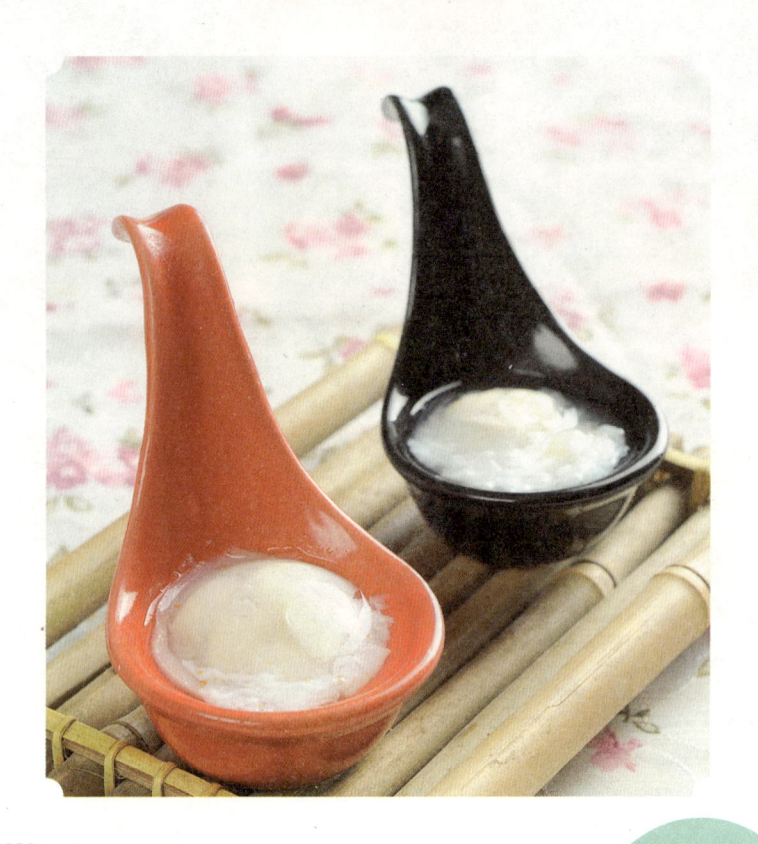

主 料	甜杏仁 30 克
配 料	白糖 500 克，鸡蛋 1 枚，冻粉适量，牛奶少许

润肠通便
排毒止咳

操作步骤

1. 将甜杏仁用温水泡后去皮，加水少许磨成浆，用纱布滤去渣，留汁。
2. 冻粉浸泡 10 小时，放入沸水锅内熬化；放入白糖 300 克，再放入杏汁、牛奶，熬至能滴珠呈稠状时，装入小口杯内，凉后放入冰箱冷冻。
3. 另用锅加水烧沸，加入 200 克白糖烧沸；将蛋清倒入糖水中，用勺搅动均匀，打去泡沫，然后放入冰箱冷冻。
4. 待冻好的杏冻稍松动，把冻好的糖水从碗边轻轻倒入，使杏冻浮起即可。

清体排毒：让身体一身轻 第7章

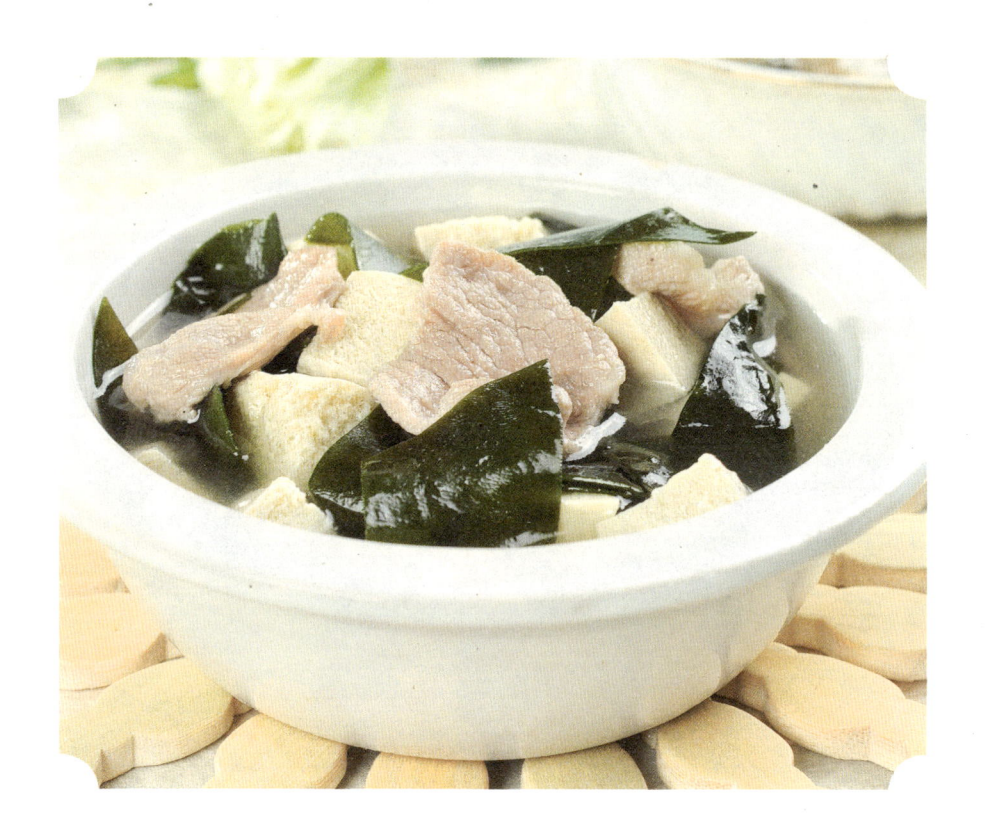

海带炖冻豆腐汤

主 料 五花肉、鲜海带各100克，冻豆腐250克

配 料 猪油50克，食盐4克，味精2克，葱5克，姜2克，鲜汤适量

补骨养筋
活血通络
清热解毒

操作步骤

1. 将冻豆腐化开，洗净，挤干水分，切块；海带洗净，切片；五花肉氽烫后，切块；葱切花；姜切丝。
2. 锅内放猪油烧至七八成热，放入葱花、姜丝爆出香味，然后放入五花肉、冻豆腐和海带煸炒几下，再加入鲜汤，用旺火烧开，撇去浮沫，盖上锅盖，转用小火炖30分钟，最后加入食盐和味精即可。

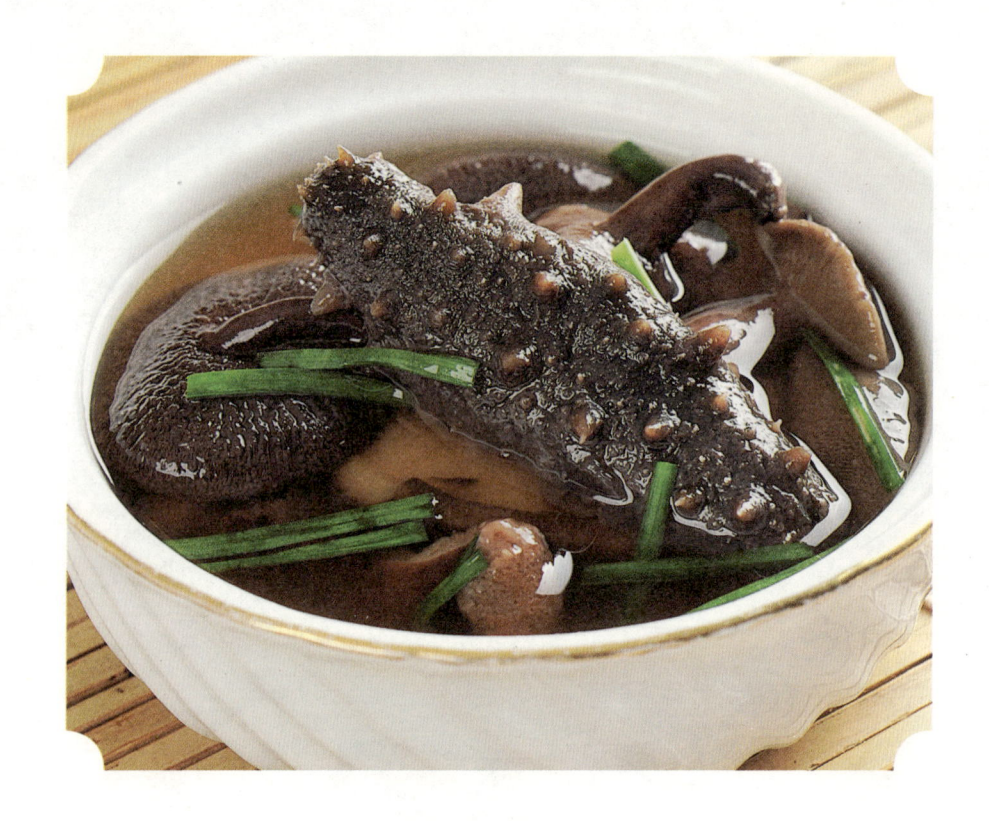

海参牛肝菌汤

主 料 海参20克，香菇40克，牛肝菌60克，鸡汤适量

配 料 韭菜、姜、食盐各适量

操作步骤

1. 香菇、牛肝菌去根洗净，焯水后切片；韭菜洗净切段；姜洗净切粒备用。
2. 高压锅内添加鸡汤，加入海参，蒸煮5分钟后倒入砂锅中；加入香菇、牛肝菌、姜、食盐炖煮至熟。
3. 出锅前加入韭菜即可。

美容养颜
通便利尿

杏仁橘红米糊

主 料 大米100克，橘红片12克，杏仁10克

配 料 生姜20克，红糖适量

润肠通便
降气平喘
化痰止咳

操作步骤

1. 将橘红片、杏仁和生姜一起入锅，加入300克水煎煮5分钟，过滤去渣，取汁250克待用；大米淘洗干净。
2. 把除红糖外的其他食材全部放入豆浆机中，加入适量水，按下豆浆机上的"米糊"键，打制成米糊。
3. 把米糊盛入碗中，加入适量红糖调匀即可。

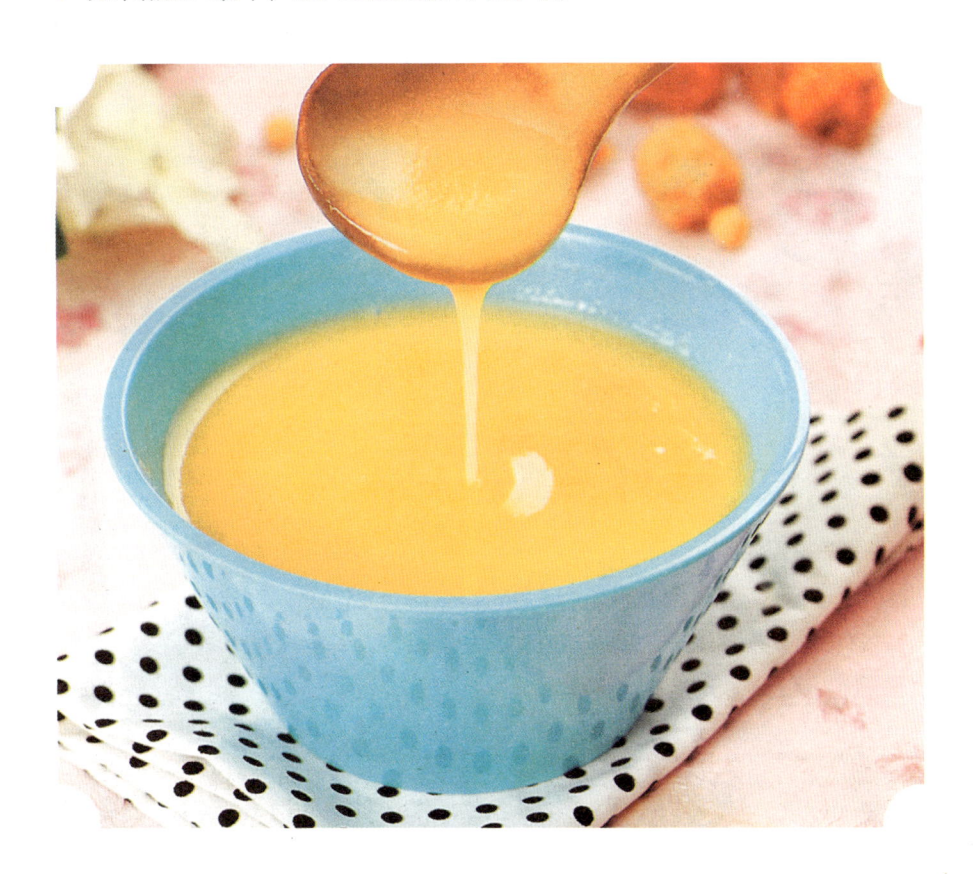

茉莉绿茶豆浆

主　料　茉莉花茶、绿茶、黄豆各适量

配　料　无

健脾和胃
强心益肝
清热解毒

操作步骤

1. 先去除黄豆中的杂物,漂洗干净,然后浸泡6小时,捞出待用;茉莉花茶和绿茶放入茶壶中泡15分钟。
2. 将浸泡好的黄豆和泡好的茶水放入豆浆机中,加水到上下水位线之间。
3. 接通电源,按"五谷豆浆"键,直到机器提示豆浆做好。
4. 滤掉豆浆的渣滓,倒入杯子中,点缀已经泡好的茉莉花即可饮用。

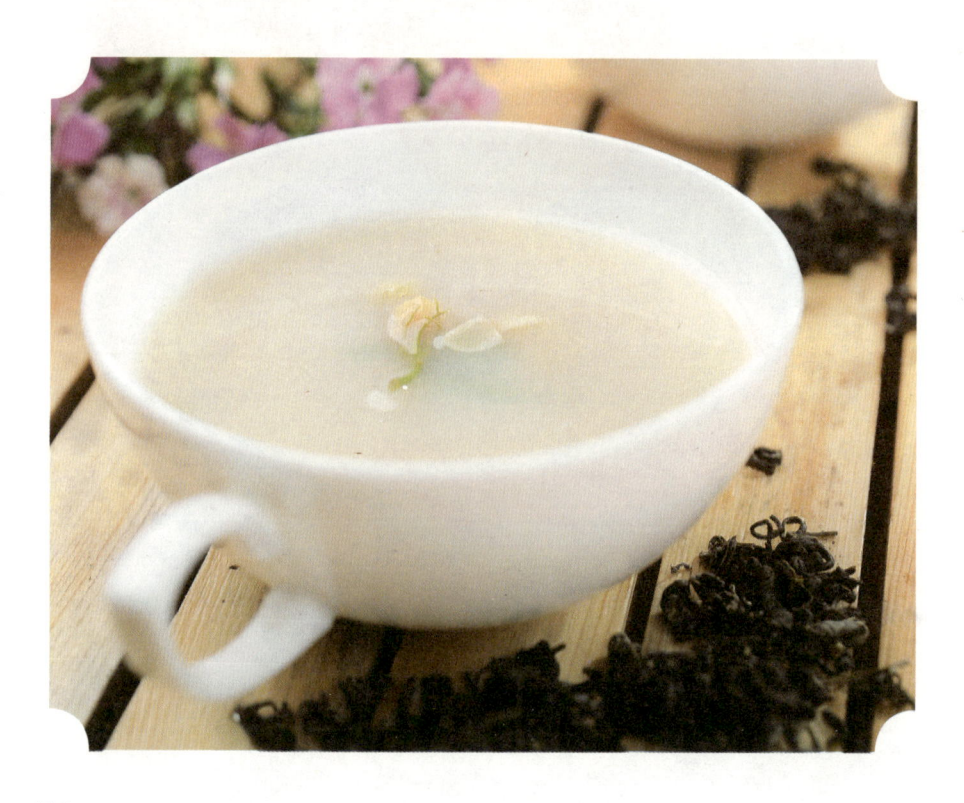

第8章

补体强身：
健康与美丽同在

如果说，健康是我们最珍贵的财富，那么食疗便是那条获取财富的黄金路径。它让我们在享受美食的同时，不知不觉中滋养了气血，增强了体质，使皮肤美丽润泽，身体和顺健美、百病不生。

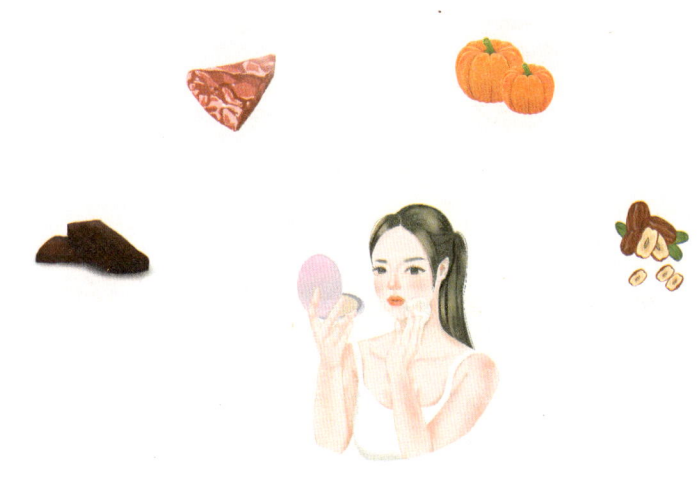

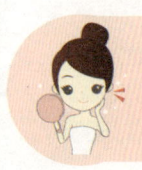

调和腑脏，健康又美丽

秀发不够润泽，肤色不够美丽，追根溯源，都是因为气血不足。血液是女性美容最重要的物质。中医认为，血能载气，血液充盈，精血旺盛、通畅，人才会健康、美丽。若是气血不足，就容易出现面色萎黄无华、毛发干枯、唇甲苍白等症状。

除了气血充足，女性的美丽还需要有健康的五脏六腑做坚实的后盾。所以，养颜还需要养心、暖肝、强肾、润肺、健脾、护胃。怎样使自己腑脏调和、气血充足，散发由内而外的美丽呢？看看下面的方法吧！

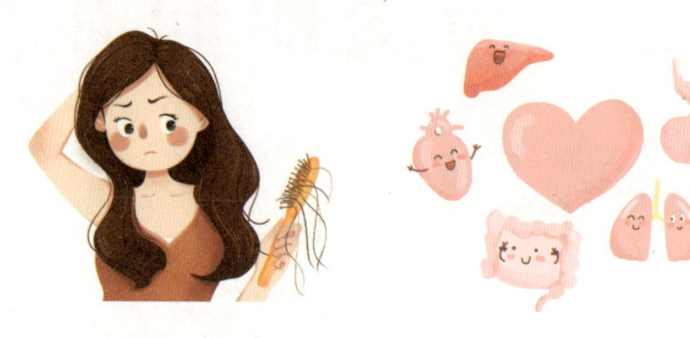

补气养血，光彩照人

好气色能为女性增添不少光彩，对于女性来说，气血充足，才能拥有姣好容颜。气血旺盛，则脸色红润；气血衰少，则脸色苍白或蜡黄。那么该如何补气血呢？

1. 食养

女性补气养血最根本的方法还是食养。

蛋白质、叶酸、维生素 B_1、微量元素（如铁元素），都是"造血原料"，应多吃含这类物质的食材，如动物肝脏、豆制品、蛋类、鱼、虾、红肉、木耳、桑葚、鸡肉、黑芝麻、核桃仁、红枣、红糖、花生、南瓜等。

同时,维生素C可以促进人体吸收铁质,多吃含维生素C的食物,也能帮助补血。

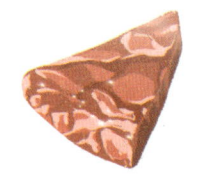

红肉:红肉包括牛肉、羊肉、猪肉等。红肉中含有丰富的铁质,可以有效防止贫血。每天吃100克左右的牛羊肉或是猪瘦肉,能使人脸色红润、气色好,且不会发胖。

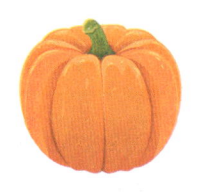

南瓜:南瓜中含有铁、锌、钴等元素。其中,铁是制造血红蛋白的基本微量元素;锌可以直接影响成熟红细胞的功能;钴是构成血液中红细胞的重要成分。

2. 药养

有些药材具有养血、补血、活血的功效,可做成药膳以补气养血。常用的补养气血的药材有枸杞、阿胶、红枣、桂圆、乌鸡、人参、党参、当归、白芍、丹参等。

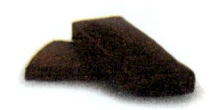

阿胶:阿胶有补益心脾、补养气血、润肤美容等多重功效,可用于治疗气血不足引起的贫血、心悸等症。

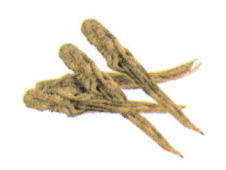

当归:《本草纲目》认为,当归有补血活血、调经止痛、润肠通便的功效,是重要的补血药。

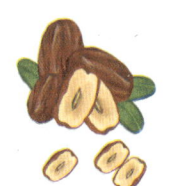

红枣:红枣中富含铁元素,还含有维生素C等营养素,是补血佳品。

3. 睡养

所谓睡养，是要求人生活规律。如起居有时、劳逸结合、睡眠充足等，这些对女性经血顺畅和抗老防衰都有很大的帮助。若是作息不规律，经常日夜颠倒或睡眠不足等，容易导致面容憔悴、没有精神。

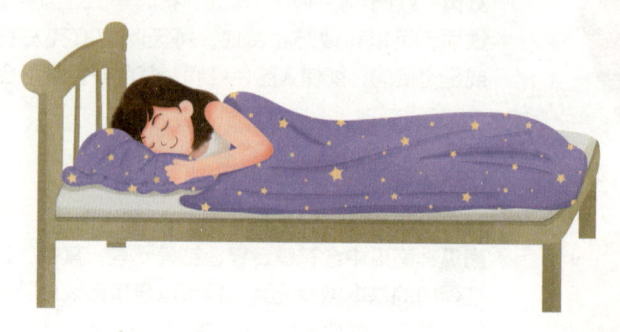

4. 神养

平和的心态、愉快的心情、开朗的态度，既有利于心理健康，也能促进骨髓造血功能，使人看上去面色红润，皮肤白里透红。所以，女性保养气血需心平气和，不宜伤心动怒、抑郁悲观。若情志不畅、肝气郁结，会使人脸色晦暗。

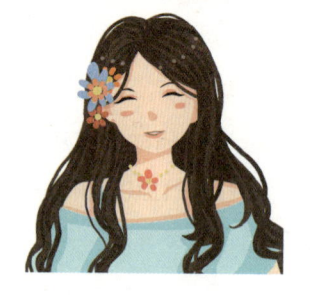

另外，如果因为某些原因，身体失血过多，也应多补充蛋白质、矿物质以及补血的食物。还可在咨询医生的前提下，服用一些补血的保健品，如复方红衣补血口服液、阿胶补血口服液等。

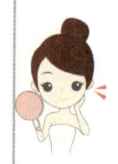

> **温馨贴士**
>
> 女性贫血时，应注意以下几点：①不宜喝茶；②粗粮要限量；③限制脂肪的摄入；④少食碱性食物；⑤避免钙剂与铁制剂同服；⑥避开某些抗生素；⑦补铁不过量，以免引起铁中毒。此外，细碎的食物更容易被肠胃充分吸收，转为人体所需的气血。所以，血虚的女性应多食用肉汤，如鸡汤、牛肉汤、羊肉汤等，还可搭配红枣、枸杞、莲子等，补血效果更佳。

美丽女人，先养心护心

心是人体气血运行的发动机，一个人脸色的好坏，与心脏的好坏有着密切的联系。只有心养好了，气血充沛，面色才会健康红润有光泽。养心，一是需要控制自己的情绪，保持精神上的清净和安谧；二是要进行适当的运动，如瑜伽就是个不错的选择；三是食养，多吃补血尤其是含铁丰富的食物，如红色食物、小米、大米、芹菜、白萝卜、桂圆、桑葚、鸡蛋、木耳、银耳、莲子、猪心、海产品等，保证蛋白质、钙的摄入，多吃新鲜蔬菜，少喝浓茶、咖啡、酒等。

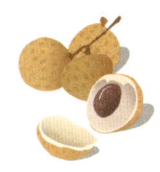

桂圆： 桂圆可养血安神、补益心脾、润肤美容，适合贫血和病后体虚的人食用。用桂圆煲汤来安神助眠、养血润肤，效果非常好。

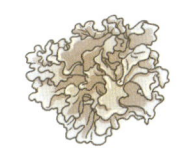

银耳： 银耳能益肺强心、滋补健脑，适合心血不足和心气不足者。

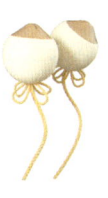

莲子： 莲子入心、脾和肾经，具有养心安神、补脾止泻、益肾固精的功效，能有效治疗体质虚弱之心慌、女性脾肾亏虚、白带过多、失眠多梦等症，还具有祛斑润肤的功效。

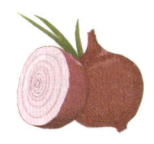

洋葱： 洋葱可以有效地降低胆固醇和保护心脏。

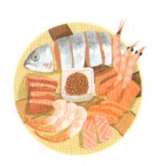

海产品： 多吃海产品可以降低胆固醇。

食疗养颜

善待肝，才会面若桃花

中医认为，女子以肝为先天。肝脏，是人体内最大的解毒器官。若肝脏不好，会内分泌失调，气血不好，出现色斑、目赤肿痛等症状。善待肝，使肝血充足，人才会面若桃花。

养肝需要饮食规律，时常到户外运动，平和心态，补足水分，少喝酒，饮食均衡，不听偏方、不乱吃药，少吃刺激性食物等。对肝脏有益的食物有新鲜蔬果（如鲜枣、胡萝卜）、燕麦、酸奶、菊花、葡萄、海带、甘薯、动物肝脏等。高蛋白高脂肪的食物会增加肝脏的负担。

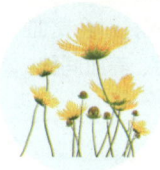

菊花：菊花能够清肝明目、平降肝阳、疏风清热，有疏肝养肝之效。

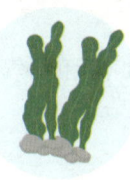

海带：海带中含有丰富的牛磺酸，可以有效降低胆汁和血液中的胆固醇含量。

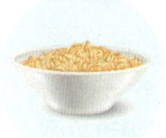

燕麦：燕麦中含有丰富的亚油酸、皂苷，能有效降低血液中的血清胆固醇、三酰甘油的含量。

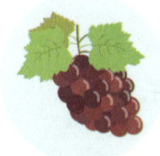

葡萄：葡萄中所含的多酚类物质有很强的抗氧化活性，能有效清除自由基，还有调整肝细胞的功能，可抵御或减少某些病原体对肝的伤害。葡萄中还含有果酸，能防止肝炎后脂肪肝的发生。

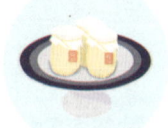

酸奶：酸奶既可以调整肠道菌群，促进毒素排出，又可以促进干扰素生成，产生一些能增强免疫功能的物质，提高身体免疫力，从而起到养肝护肝的作用。

补体强身：健康与美丽同在 第8章

"肾"气凌人，让你容颜不老、魅力永存

肾是女性健康和美丽的发源地。若是肾虚，一系列衰老现象就会产生，从美容养颜的角度来说，衰老会直接体现在头发和容貌上，表现为脱发，脸色苍白或发黑，出现雀斑、黄褐斑等。若肾健康，则五脏六腑也会正常运行，使人气血旺盛、容貌不衰。所以，我们应该注重肾的调养，只有养好肾，才能青春永驻。

养肾最有效的方法便是补肾。适宜补肾的食材有黑芝麻、核桃、黑豆、山药、冬虫夏草、制首乌、猪腰、枸杞、黑荞麦、栗子、黑米等。

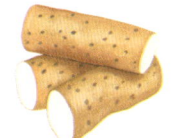

·山药
山药既能补肺健脾，又能益肾填精，肾虚的人多吃山药很有好处。

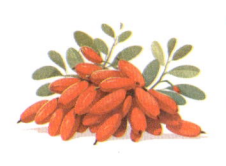

·枸杞
枸杞具有补肾养肝、除腰痛、壮筋骨、益精明目的功效，很适合肾虚腰痛的人食用。

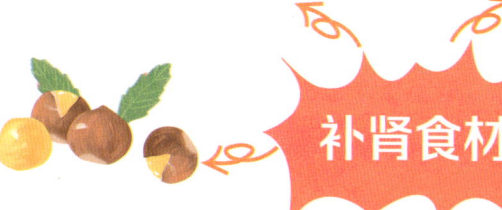

补肾食材

·栗子
栗子既可以补肾壮腰，又可以补脾健胃，对肾虚腰痛的人特别有益。

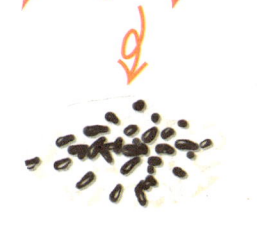

·黑豆
黑豆有补肾壮阴、养血平肝、补虚黑发的功效，特别适合肾虚的人食用。

·黑芝麻
黑芝麻能润五脏、补肝肾，对肝肾精血不足引起的脱发、白发、肠燥便秘、眩晕、腰膝酸软等症有较好的食疗保健作用。

滋阴润肺，拥有水润肌肤

肺是人体内外气体交换的场所。人体通过肺的宣发，使气血得以遍布

全身。只有肺气充足，人的皮肤、毛发才会得到滋养而润泽；若肺功能失常，肺气不足，就会影响皮肤、毛发的健康，使皮肤毛孔粗大，粉刺、痘痘不断，使皮肤、头发变得干枯、憔悴。

养肺润肺，需要多喝水，保持心情愉悦，规律生活，远离烟酒等。此外，还可以通过调节饮食养肺润肺。新鲜蔬果（如花菜、青椒、鲜枣、胡萝卜、紫葡萄、无花果、花生、山楂等）中含有大量的维生素和胡萝卜素，能增加肺的通气量。多吃含脂鱼类，如沙丁鱼、金枪鱼等，能有效防止哮喘的发生。此外，中医认为，白色的食物有利于清肺护肺，如银耳、百合、雪梨、山药、莲子等。

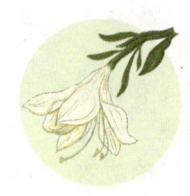

百合
百合具有养阴润肺、清心安神的作用，对治疗肺燥久咳、干咳咽痛有一定功效。不过，想要用百合食疗，最好选用新鲜百合。

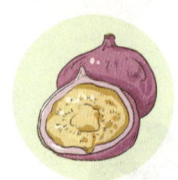

无花果
中医认为无花果既可以生津润燥，又可以帮助人体排出残留在肺里的有害物质，可以用来润肺。

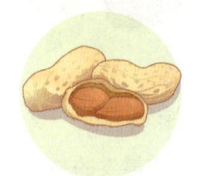

花生
花生具有健脾胃、滋养调气、润肺化痰的作用。

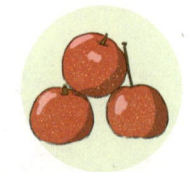

山楂
山楂能扩张气管、排痰平喘，可有效治疗支气管炎。

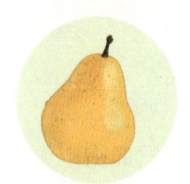

梨
梨具有润肺止咳的功效，还有除风热、止烦渴、清热降火、治疗咽喉肿痛等作用。

健脾舒胃，营养健康，容光焕发

脾被称为"气血生化之源"。只有脾胃功能正常、气血生化功能旺盛，机体才能获得充分的营养，从而变得健康有活力，皮肤才会容光焕发。脾胃虚弱会导致人体缺少营养，从而变得四肢无力，肌肤无光泽。

健脾舒胃，需要饮食规律，远离烟酒、冷饮、油炸烧烤食物，少吃刺激性的食物，保持心情舒畅，适量运动等。对脾胃有益的食物有山药、榛子、人参、太子参、牛肉、红枣、山楂、薏米、核桃仁、大米、小米、紫米、豆腐、南瓜等。

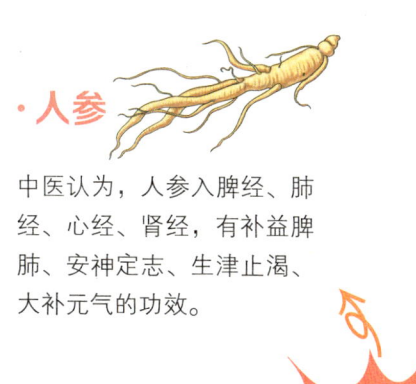

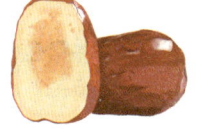

健脾养胃食物

· 人参

中医认为，人参入脾经、肺经、心经、肾经，有补益脾肺、安神定志、生津止渴、大补元气的功效。

· 红枣

红枣归脾经、胃经、心经。现代医学认为，经常吃红枣可以改善脾胃不和、消化不良、贫血消瘦、劳伤咳嗽等症状。

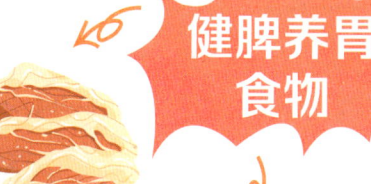

· 牛肉

牛肉具有养脾胃、强健筋骨等功效。气虚者可以经常食用。

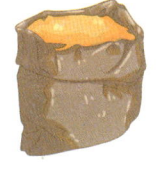

· 薏米

薏米有显著的健脾益胃功效，对食欲缺乏、消化能力减退、脾胃不好的人而言是很好的食疗食物。

· 小米

每天晚上来一碗小米粥，可以暖胃安神。

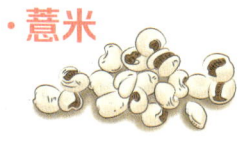

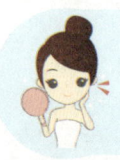

身体调养好，气色更出众

美食不仅味道鲜香，还有滋补调理的作用，可以帮助人们补气血、调和脏腑，达到美容养颜的目的。

夫妻肺片

补心养肾 理气健胃

主料 牛肉、牛舌、牛头皮各100克，牛心150克，牛肚200克，熟花生米、芹菜各适量

配料 香料包（八角、山奈、小茴香、草果、桂皮、丁香、生姜）1个，食盐、红油辣椒、花椒、芝麻、豆油、味精各适量

操作步骤

1. 将牛肉切成块，与牛杂（牛舌、牛心、牛头皮、牛肚）一起漂洗干净，用香料包、食盐、花椒卤制，先用猛火烧开再转用小火，卤制到肉料熟而不烂，捞起晾凉，切成大薄片。卤汁留着备用。
2. 将芹菜洗净，切成段，焯熟；芝麻炒熟；熟花生米压碎备用。
3. 盘中放入切好的牛肉、牛杂，加入卤汁、味精、红油辣椒、熟芝麻、熟花生米碎末和芹菜段，再用豆油炸好花椒，浇在牛肉、牛杂上，拌匀即可。

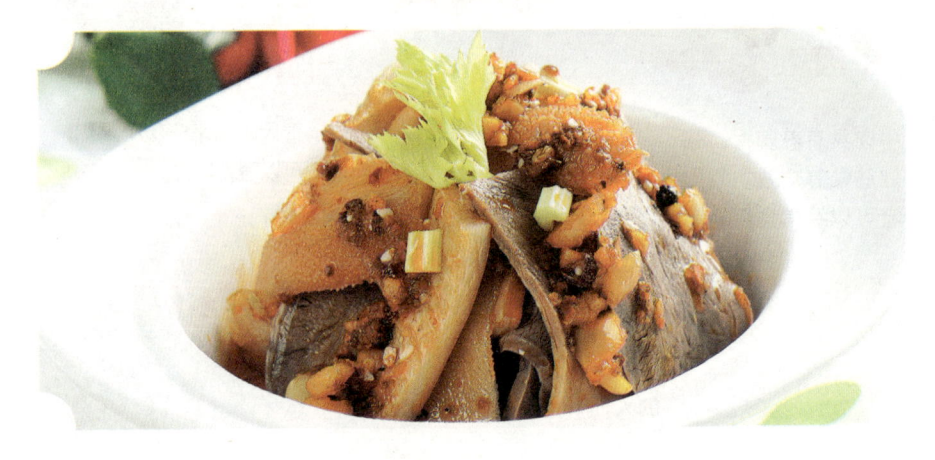

板栗炒鸡块

主 料 鸡肉 250 克，板栗仁 100 克

配 料 植物油 150 克，料酒 20 克，酱油 15 克，青椒、红椒各 1 个，葱段、白糖、醋、芝麻油、食盐、生粉各适量

强身壮骨 益胃平肝

操作步骤

1. 将鸡肉洗净切成小块，加入食盐、料酒搅匀，再用生粉、水调稀搅拌上浆。
2. 青椒、红椒洗净切丝；在碗中倒入料酒、酱油、醋，再加入适量白糖，用生粉、水调成芡汁。
3. 将上浆的鸡块倒进油（植物油）锅中用筷滑散，加入栗子肉、青椒丝、红椒丝爆炒，待鸡肉变成玉白色时捞出，沥干油。
4. 锅中重新热油（植物油），油热后下葱段爆香，倒入鸡块和板栗仁；芡汁中倒入少许清水，搅匀倒入锅中，翻炒片刻，淋入芝麻油即可出锅。

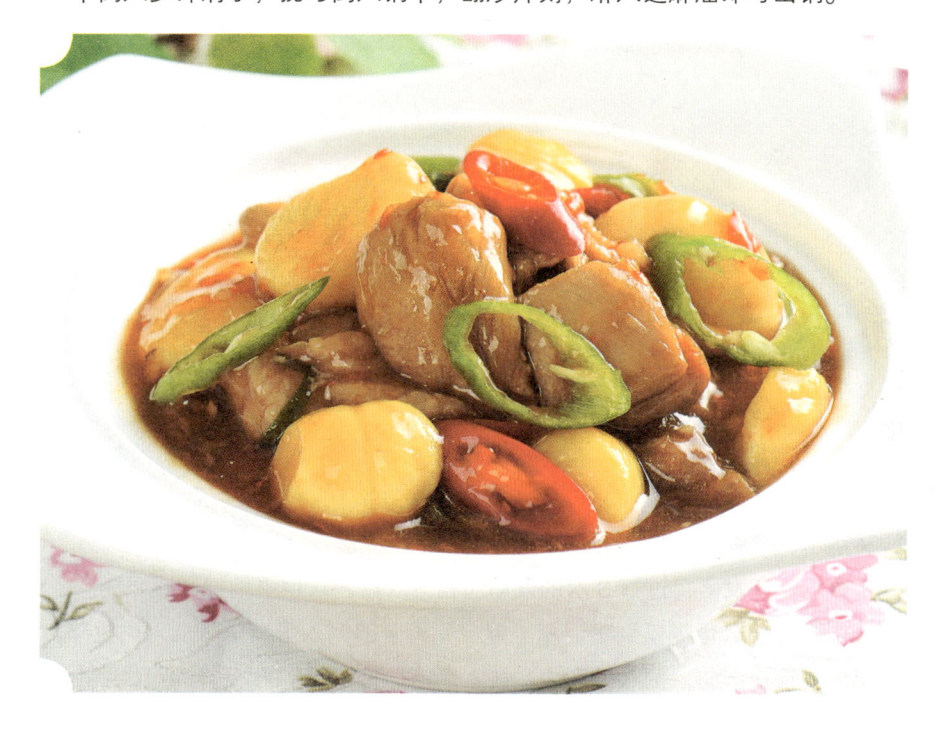

食疗养颜

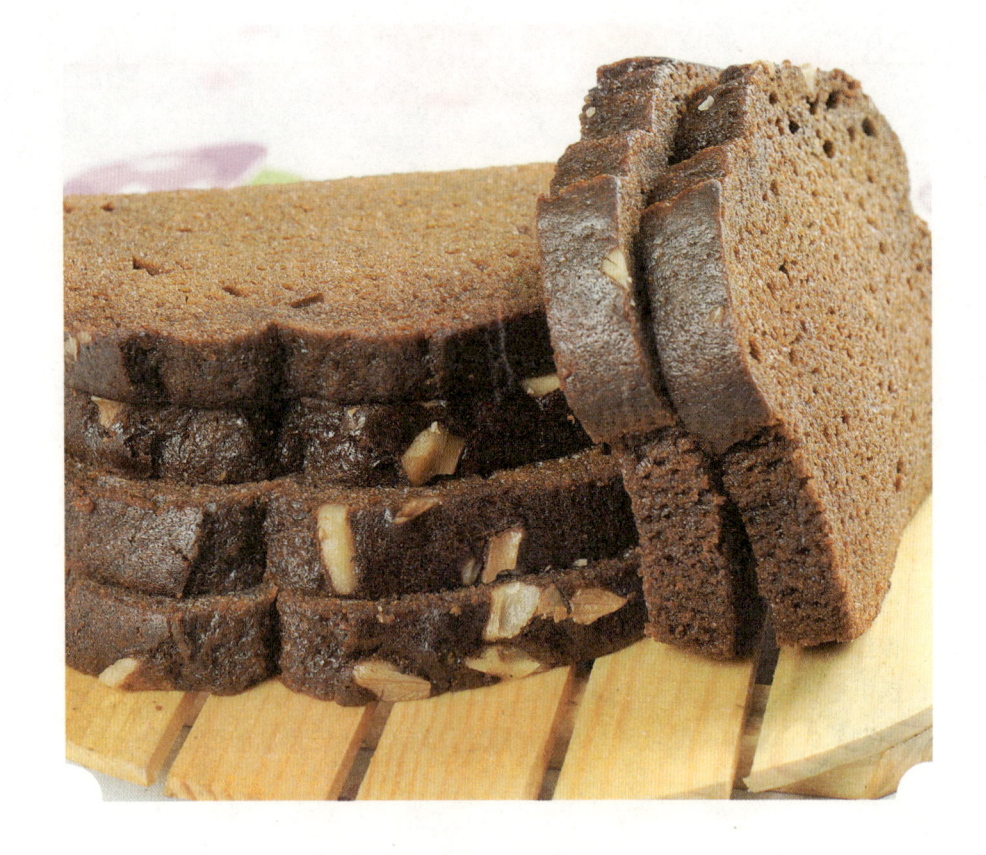

核桃枣泥蛋糕

主 料 鸡蛋4枚，低筋面粉120克，枣泥162克，核桃碎适量

配 料 植物油80克，白糖70克

操作步骤

1. 将热水、植物油、枣泥混合，用搅拌机打成糊。
2. 鸡蛋加糖打发，将过筛3次的低筋面粉分次撒入，用蛋抽拌和成蛋糊。
3. 分2次将部分蛋糊舀到枣泥糊里混合，再全部倒入蛋糊里，加入核桃碎，用刮刀快速拌匀，倒入模型中，放入烤箱，175℃烤35分钟即可。

强身健体
滋阴补血

山药糕

主料 山药500克，面粉150克，澄沙馅250克

配料 果丹皮适量

补脾养胃
生津益肺
补肾涩精

操作步骤

1. 面粉在屉布上蒸透，炒干，过筛；山药洗净，上屉蒸烂，晾凉，剥去外皮，碾压成泥，加50克熟面粉，揉成面团。
2. 取一小块山药面团，擀成长方形的块，再把澄沙馅擀成同样大小的块，放在山药面块上，再放一块同样大小的果丹皮，其余材料同样做法，然后上屉蒸熟即可。

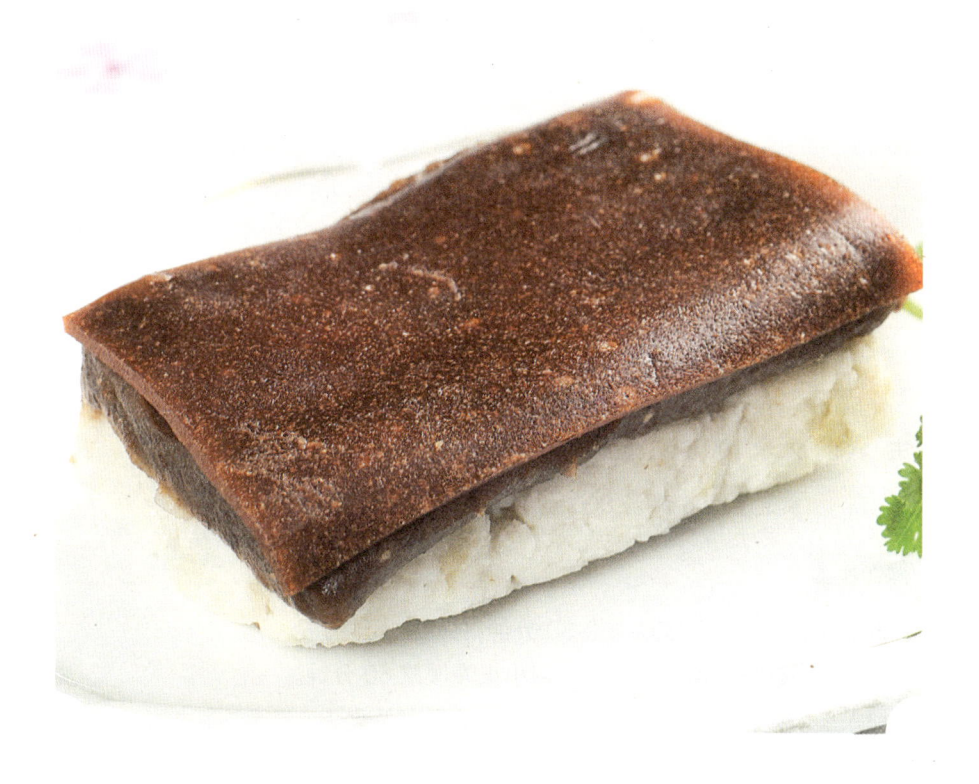

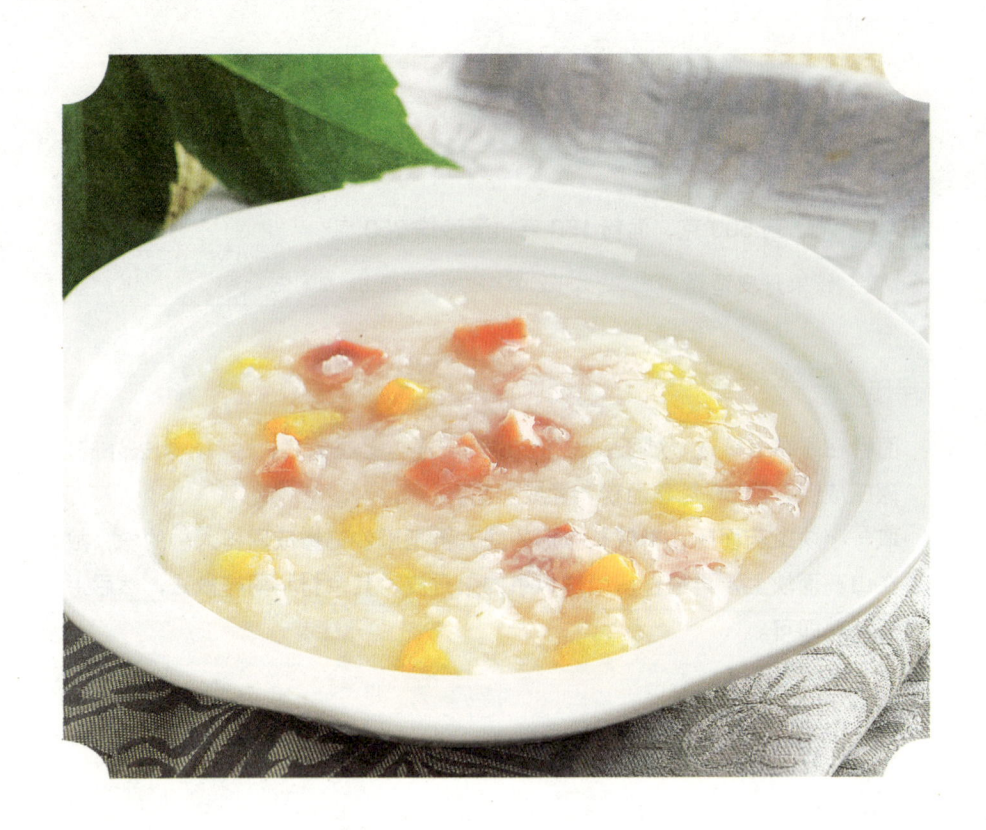

玉米火腿粥

[主 料] 大米 100 克，火腿 1 根，玉米粒 30 克

[配 料] 食盐 5 克，高汤 800 克

操作步骤

1 将大米洗净，放入高汤中泡 30 分钟；火腿切丁备用。
2 大米放进砂锅，用大火烧开，以小火慢慢熬 60 分钟。
3 加入玉米粒、火腿丁煮 5 分钟，加食盐即可关火。

清湿热
利肝胆
补中益气

冬虫夏草养生粥

主料 大米100克，冬虫夏草6克，田鸡1只

配料 食盐5克，葱花、葱段各2克，上汤500克，姜末适量

补虚损
益精气
润肺补肾

操作步骤

1. 冬虫夏草用上汤小火炖1小时至入味，取出备用；田鸡宰杀洗净，斩成重约10克的块。
2. 大米洗净，放入锅中用猛火煮沸，加入姜末和田鸡肉，用小火煮5分钟至田鸡刚熟，加入食盐调味。
3. 放上炖好的冬虫夏草，撒上葱花、葱段即可出锅。

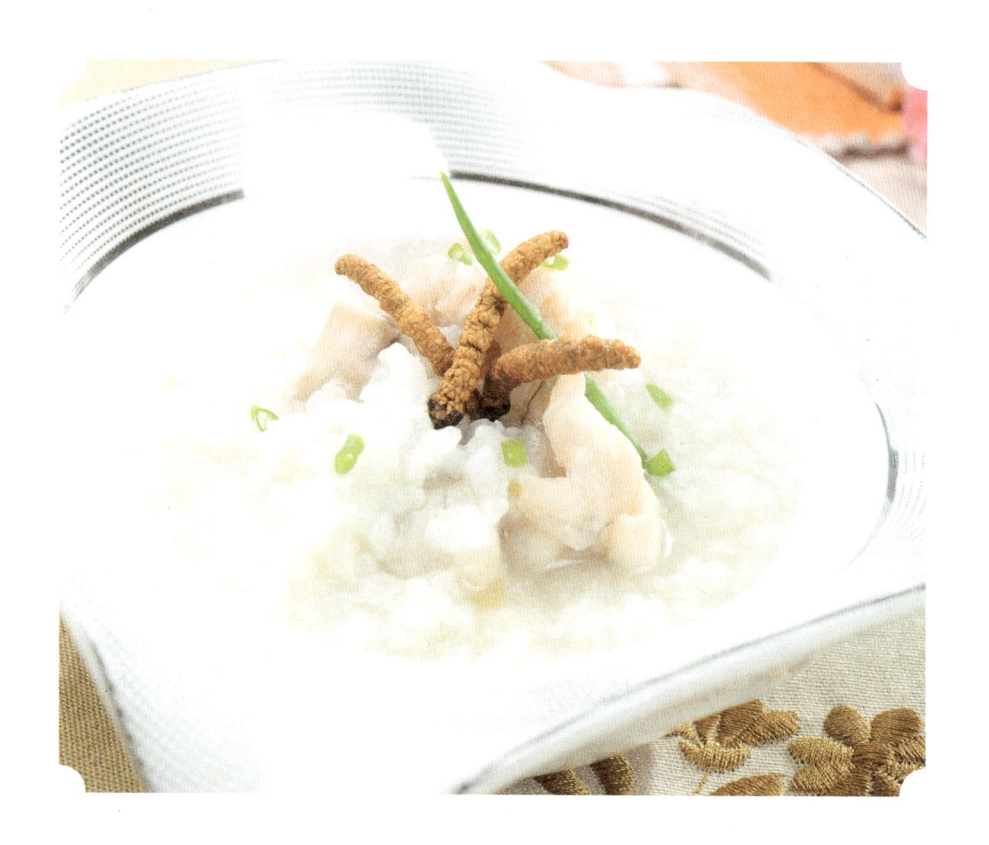

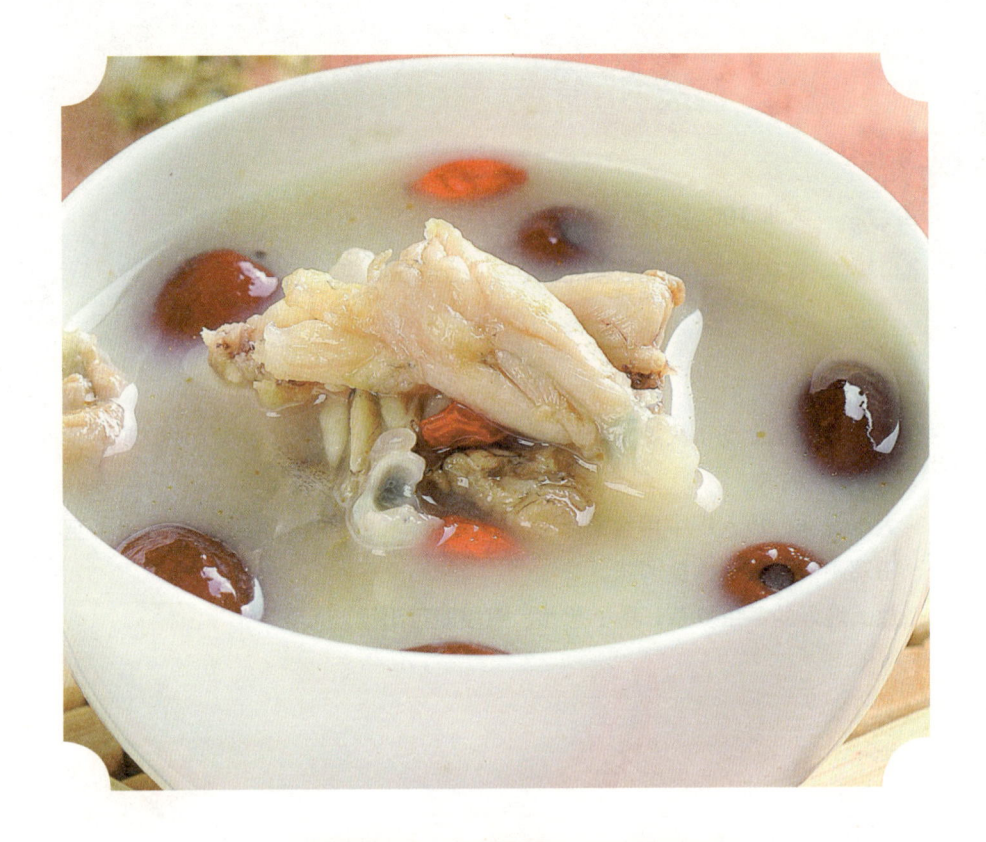

红枣枸杞牛蛙汤

主料 牛蛙500克,枸杞、干红枣各30克

配料 高汤800克,熟猪油30克,食盐、味精、白糖、葱、姜、八角、料酒、白胡椒面各适量

补气
滋阴壮阳
养心安神

操作步骤

1 先将牛蛙用热水汆一下捞出。
2 另起锅,放入熟猪油,用葱、姜、八角炝锅,放入牛蛙,烹入料酒,加高汤,再放入枸杞、干红枣,加入食盐、味精、白糖少许,将高汤烧开,小火炖至牛蛙熟透。
3 出锅时放入白胡椒面即可。

黄瓜鳝丝汤

主 料 鳝鱼、黄瓜各50克，猪瘦肉20克，鸡蛋1枚

配 料 水芡粉、姜丝、胡椒粉、食盐、料酒、味精、鲜汤、猪油、芝麻油各适量

滋补肝肾 补养气血

操作步骤

1. 鳝鱼用水冲洗后入沸水中烫熟，将肉切成丝；黄瓜削皮去瓤切成丝；猪瘦肉洗净，切成细丝；鸡蛋磕入碗内调匀，制成蛋皮后切细丝。
2. 炒锅置火上，下猪油烧热，投入姜丝爆香，倒入鲜汤烧开，速将猪肉丝下锅，烹入料酒；投入鳝鱼丝、黄瓜丝、蛋皮丝、食盐、胡椒粉、味精等，待汤煮沸后，用水芡粉勾芡起锅，盛入汤碗内，淋入芝麻油即可。

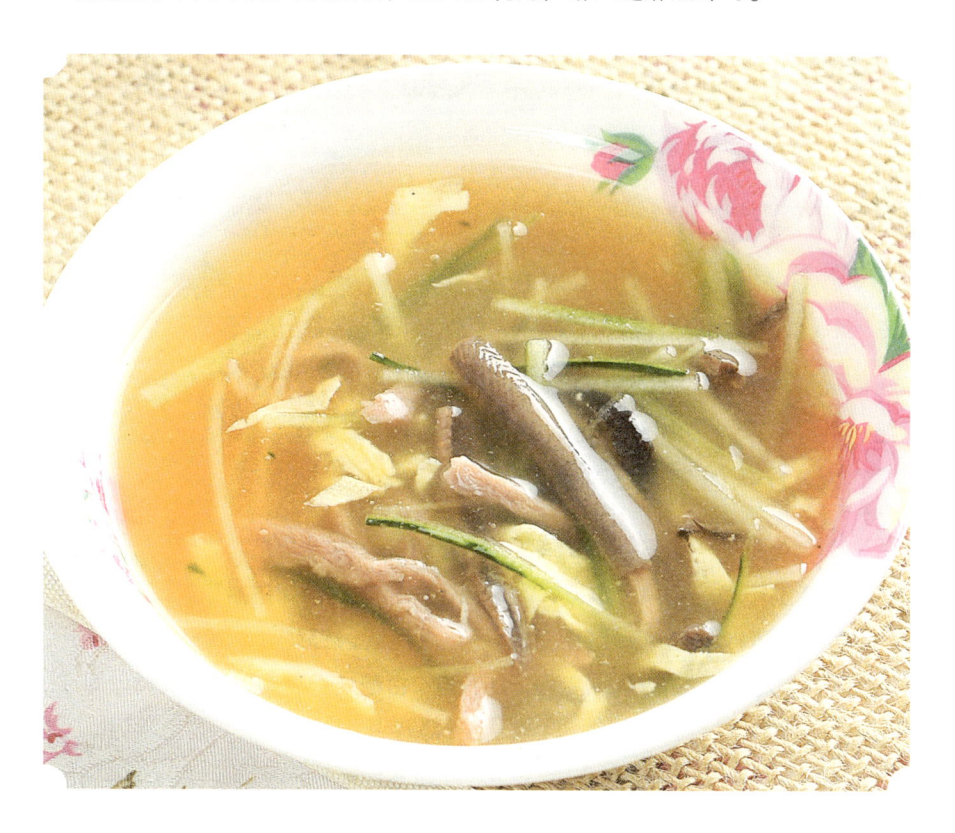

食疗养颜

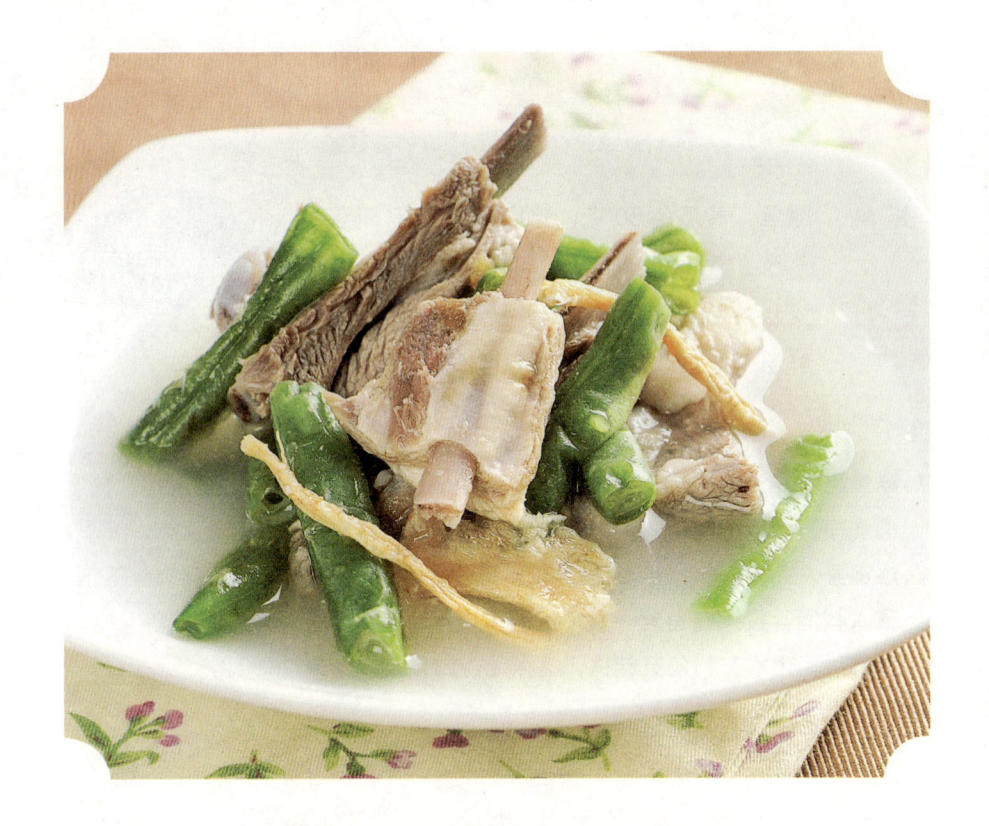

参归羊排芸豆汤

主 料 羊排骨300克，芸豆100克，当归、党参各15克，女贞子5克

配 料 葱段、姜片各15克，食盐4克，鸡精3克，料酒10克，白糖8克

操作步骤

1. 芸豆择洗干净，切段；羊排骨剁成段，入沸水锅中焯透捞出。
2. 砂锅内加清水，下当归、党参、女贞子小火熬浓，然后下羊排骨、葱段、姜片、料酒，小火炖至九成烂，放芸豆，加食盐、白糖炖至熟透，加鸡精调匀即成。

温补气血
益肾气
开胃健脾

陈皮萝卜煮肉圆

主 料 白萝卜、羊肉各适量
配 料 陈皮、姜、食盐、鸡精、胡椒粉、香菜各适量

促进消化
助元阳
益精血

操作步骤

1 将羊肉剁成肉馅，加入食盐、鸡精搅拌均匀；白萝卜、陈皮均切成丝备用；姜去皮切末；香菜洗净切段。
2 坐锅点火倒入水，待水开后放入萝卜丝，烫熟后取出放入碗中，在萝卜汤中加入陈皮、姜末，将肉馅挤成丸子入锅，熟后放入萝卜丝，加食盐、胡椒粉调味，放入香菜段即可。

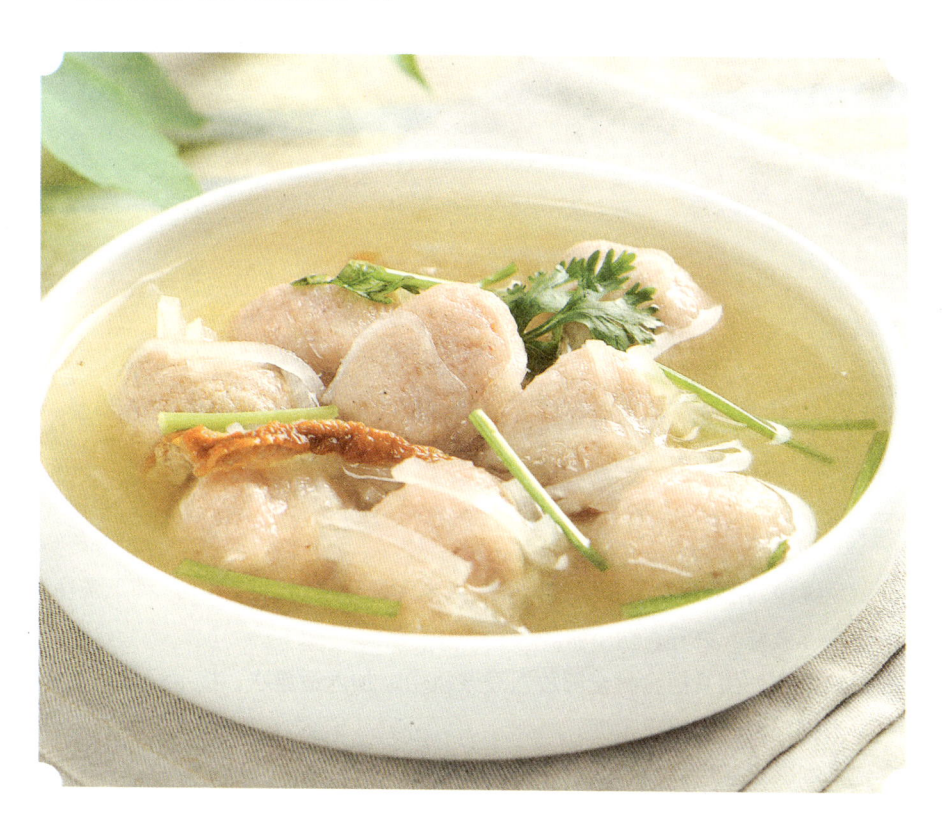

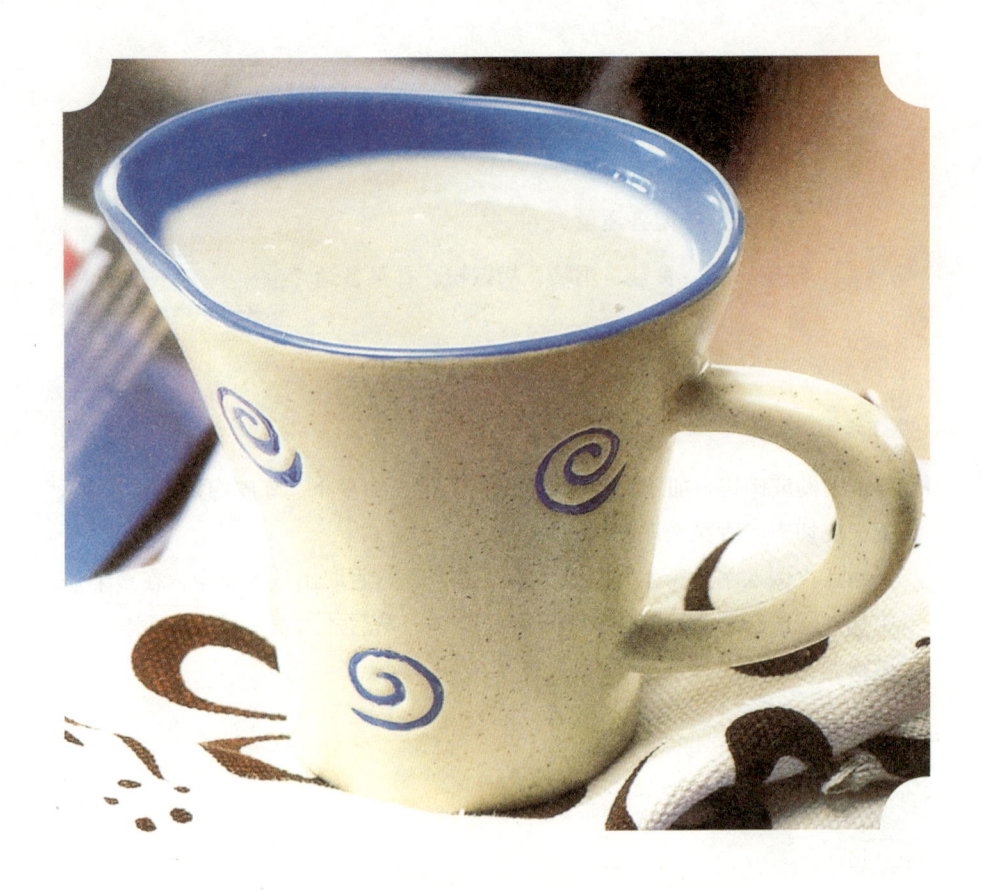

黄豆南瓜大米米糊

主 料 南瓜30克，黄豆50克，大米40克

配 料 白糖15克

操作步骤

1. 黄豆洗净，用清水浸泡8～12小时；大米淘洗干净，浸泡2小时；南瓜洗净，去皮、去瓤、去籽，切小块。
2. 把除白糖外的其他食材全部放入豆浆机中，加入适量水，按下豆浆机上的"米糊"键，打制成米糊。
3. 把米糊盛入碗中，加入适量白糖调匀即可。

健脾养胃
促进消化
提升免疫力

补体强身：健康与美丽同在 第8章

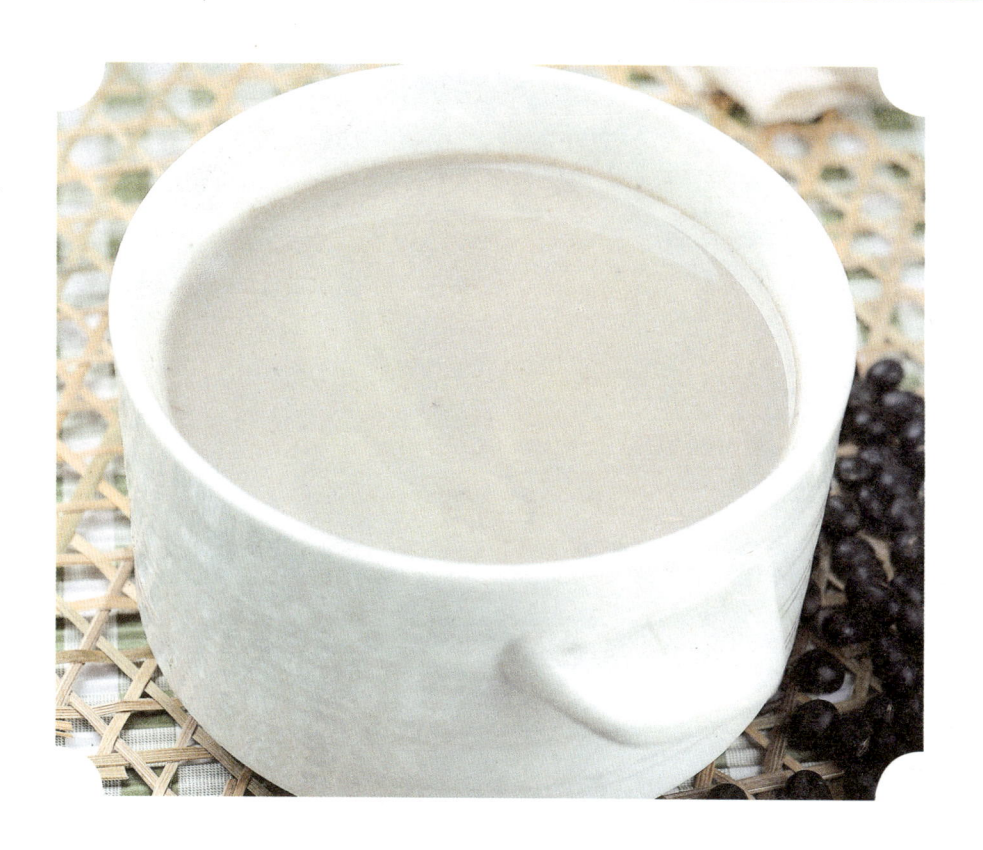

黑豆营养豆浆

主 料 黑豆70克

配 料 白糖适量

润肺燥
滋肾阴

操作步骤

1. 把黑豆漂洗干净，然后浸泡6～8小时，捞出待用。
2. 将经过浸泡的黑豆放入豆浆机中，加水到上下水位线之间。
3. 打开电源，选择"湿豆豆浆"键，待豆浆打制完毕后，滤掉渣滓，加入适量白糖即可饮用。

食疗养颜

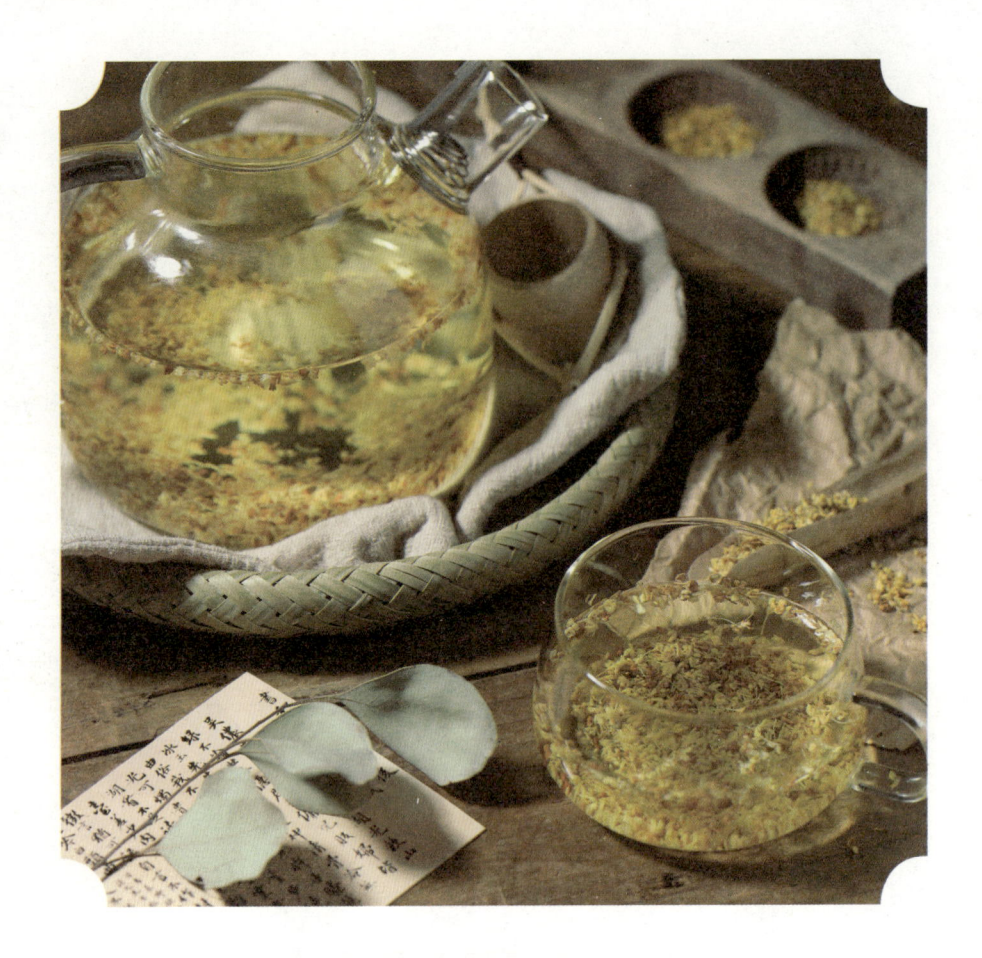

桂花蜜茶

主　料　桂花适量

配　料　蜂蜜适量

操作步骤

1　将桂花放入有滤杯的壶或杯中,倒入沸水浸泡约 5 分钟。
2　饮用时加入蜂蜜即可。

暖胃平肝
散风驱寒